경혈요법에 의한

뜸 치료법

김두원 · 김승수 저

아이템북스

들어가는 말

뜸 치료는 피부에서의 온열(溫熱)의 자극 효과를 이용하는 것으로 옛날부터 널리 일반 가정 치료로 행하여지고 있으나, 흉터의 발생으로 기피하는 경향이 있지만, 흉터가 나지 않는 간접구(間接灸), 즉 피부의 중간에 물질을 놓고 뜸을 뜨면 흉터가 안생기지만, 효과면에서 뜸쑥의 약효가 감소되는 경향이 있다.

뜸 치료는 피부의 조직을 태워 일반 죽은 조직들의 일부가 피부에서 혈관으로 흡수되어 혈액 속에 여러 가지 면역 물질을 만드는 데 효과가 있음이 인정되고 있고, 조직 단백제의 열분해물이 생겨 이것이 혈액 중에 흡수되어 치료 효과를 나타낸다는 것도 확인되었다. 동시에 취혈점에 온열 자극을 가함으로써 기능을 촉진 또는 개선하여 주는 특성도 있다.

뜸쑥의 종류는 제조된 쑥을 사용하는 것이

좋으며, 이것은 쑥잎을 기계에 틀어 고운 솜과 같이 되어 있기 때문에 화상 부위가 넓어지지 아니하고, 고통도 적다. 뜸의 크기는 대·중·소로 나뉘어지며, 형태는 원주형(原住形)으로 하는 것이 원칙으로 되어 있다.

뜸치료는 너무 뜨겁지 않게 상처 나지 않게 하여야 하며 뜸 치료를 시작하여 2~3일 후 전신이 무겁다든가 열이 나는 상태가 지속되면 뜸자극이 너무 심하였다는 증거이므로, 뜸의 횟수나 크기 등의 조절이 필요하다.

요컨대 3주 정도는 계속하고, 그 다음 1주 간은 쉬는 것이 좋으며, 뜸 치료에서 제일 주의할 점은 발열 증세가 있을 때, 극도로 피로하였을 때, 어지러운 증세가 있을 때, 음주 후나 공복일 때, 식후 즉시 등은 피하여야 한다.

차례

간유 8	내관 46
거골 10	내정 48
거료 12	노식 50
격유 14	노유 52
견료 16	대릉 54
견외유 18	대맥 56
견우 20	대장유 58
견정 22	대추 60
결분 24	대횡 62
고황 26	백회 64
곡골 28	병풍 66
곡지 30	복류 68
곡천 32	복토 70
공손 34	부분 72
관원 36	비관 74
관원유 38	비양 76
궐음유 40	비유 78
기해 42	사백 80
기호 44	삼간 82

삼음교 84	신정 122	유도 160
상거허 86	신주 124	음렴 162
상렴 88	안면 126	음릉천 164
상양 90	양계 128	이문 166
소상 92	양곡 130	인당 168
소해 94	양구 132	인영 170
속골 96	양로 134	장강 172
수구 98	양릉천 136	전중 174
수도 100	양백 138	족삼리 176
수분 102	양보 140	족오리 178
수삼리 104	양지 142	족임읍 180
슬양관 106	어제 144	중극 182
승근 108	여태 146	중봉 184
승부 110	열결 148	중완 186
승장 112	외관 150	지실 188
신도 114	위유 152	지창 190
신맥 116	위중 154	질변 192
신문 118	위창 156	천돌 194
신유 120	유근 158	천정 196

천종........ 198	회음........ 236
천추........ 200	후계........ 238
청회........ 202	
태단........ 204	
태양........ 206	
태연........ 208	
태충........ 210	
폐유........ 212	
포황........ 214	
풍문........ 216	
풍시........ 218	
풍지........ 220	
하관........ 222	
합곡........ 224	
해계........ 226	
현종........ 228	
협거........ 230	
환조........ 232	
황문........ 234	

經穴

位置/主治/取穴法

간유 (肝兪)

족태양방광경
足太陽膀胱經

鍼法: 척추쪽 直刺 10~20mm, 상하로 20~40mm 橫刺

位置	배내선상에서 제9, 10흉추극돌기 사이의 높이에 있다. (배내선이라는 것은 견갑골의 안쪽과 정중선의 중앙을 지나는 수직선)
主治	간질환(간염, 담석) 겨드랑이 통증 안과질환, 요통, 불면증, 늑간신경통
取穴法	엎드린 자세로 취혈. 좌우 장골능의 가장 깊은 곳을 연결한 선을 야코비선이라 한다. 이 선은 대부분 제4요추극돌기 위를 통과한다. 요추는 성인의 경우 약 3cm의 높이를 갖고 있으므로 착오가 없도록 세어 (제1요추의 위가 제12흉추) 제10, 제9흉추극돌기 사이의 높이에서 배내선상에 간유를 취혈한다.

취 혈 도

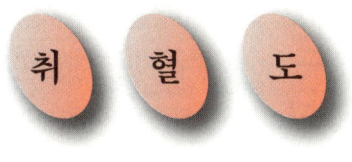

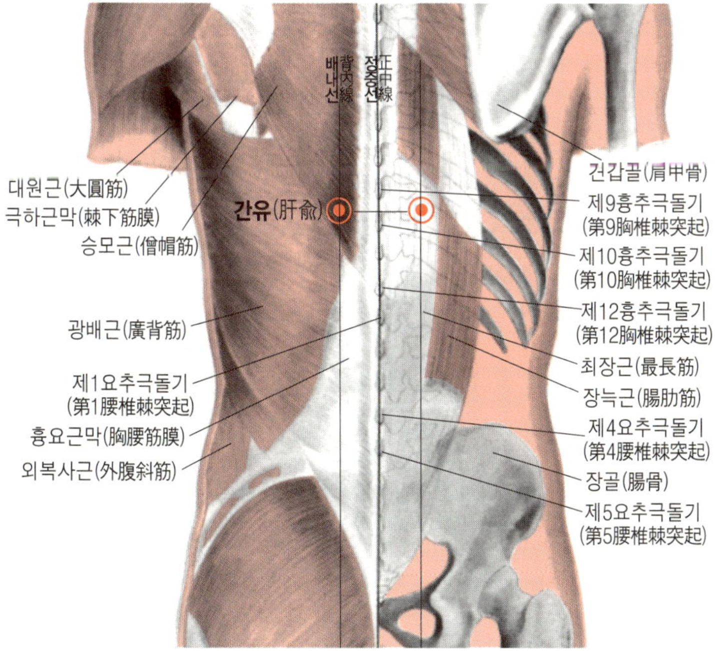

배背
내內
선線
정正
중中
선線
대원근(大圓筋)
극하근막(棘下筋膜)
승모근(僧帽筋)
간유(肝兪)
광배근(廣背筋)
제1요추극돌기
(第1腰椎棘突起)
흉요근막(胸腰筋膜)
외복사근(外腹斜筋)
견갑골(肩甲骨)
제9흉추극돌기
(第9胸椎棘突起)
제10흉추극돌기
(第10胸椎棘突起)
제12흉추극돌기
(第12胸椎棘突起)
최장근(最長筋)
장늑근(腸肋筋)
제4요추극돌기
(第4腰椎棘突起)
장골(腸骨)
제5요추극돌기
(第5腰椎棘突起)

거골 (巨骨)

수양명대장경
手陽明大腸經

鍼法 : 외하방 20~30mm 直刺

位置	견쇄관절의 내측 1cm에 있다.

主治	견관절주위염 상지통 견관절 류마티즘

取穴法	앉은 자세로 취혈. 견관절의 외방중앙(상완골두외측의 위)에 둥글게 돌출한 뼈단부가 견봉에서 이 견봉과 쇄골의 외단이 만든 관절을 견쇄관절(이 관절에 손을 대고 팔을 수평으로 올린채 전후로 흔들면 관절의 움직임을 잘 알 수 있다)이라고 한다. 이 견쇄관절부에서 내방 즉, 목방향으로 1cm의 곳에 거골을 취혈한다.

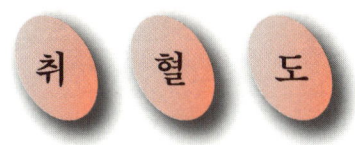

취혈도

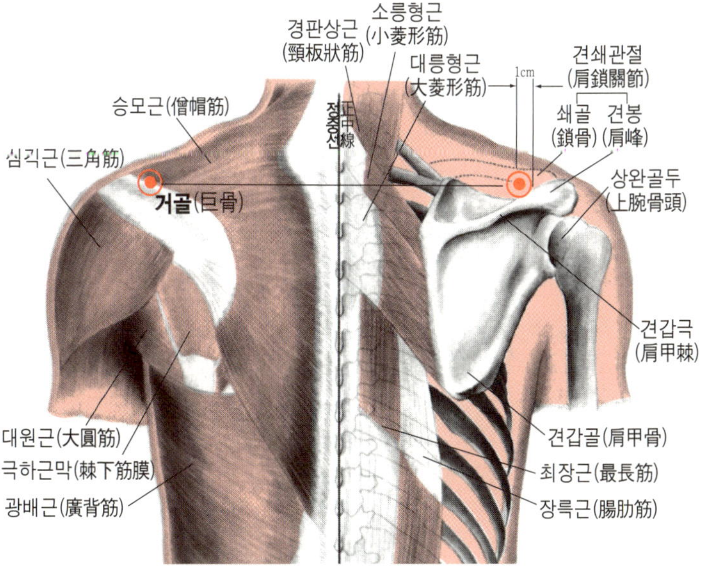

- 승모근(僧帽筋)
- 삼각근(三角筋)
- 경판상근(頸板狀筋)
- 소릉형근(小菱形筋)
- 대릉형근(大菱形筋)
- 정중선(正中線)
- 견쇄관절(肩鎖關節)
- 쇄골(鎖骨)
- 견봉(肩峰)
- **거골(巨骨)**
- 상완골두(上腕骨頭)
- 견갑극(肩甲棘)
- 대원근(大圓筋)
- 극하근막(棘下筋膜)
- 광배근(廣背筋)
- 견갑골(肩甲骨)
- 최장근(最長筋)
- 장륵근(腸肋筋)

거료 (巨髎)

족양명위경
足陽明胃經

鍼法:6~10mm 斜刺

位置	비익 아랫쪽의 높이에서, 동공의 바로 아래에 있다.

主治	삼차신경통 만성부비강염 안면신경마비, 상치통, 비염

取穴法	누운 자세로 취혈. 비익(통칭소비 通秤小鼻)의 하연을 지나는 수평선과 동공의 중심(정면을 바라본 상태)을 지나는 수직선이 만나는 지점(손으로 누르면 찡하고 견치방향으로 통증을 느끼는 곳)에 거료를 취혈한다.

취혈도

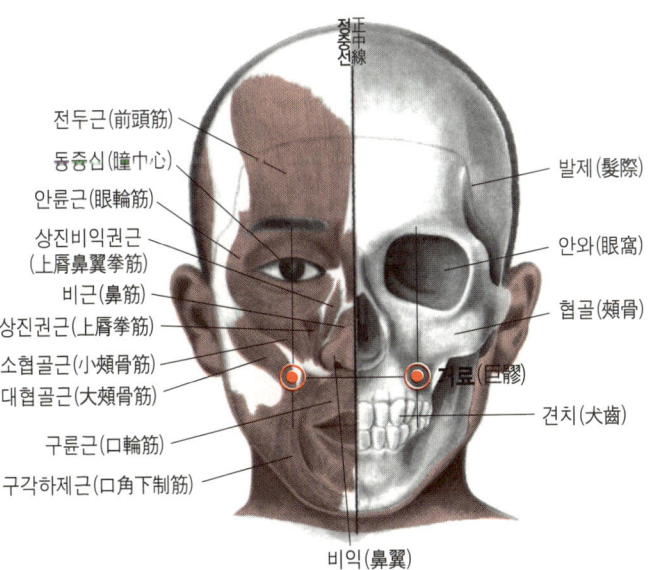

격유 (膈兪)

족태양방광경
足太陽膀胱經

鍼法:10~20mm 척추쪽 直刺, 상하로 20~40mm 橫刺

位置	배내선상에서, 제 7, 8 흉추극돌기 사이의 높이에 있다. (배내선이라는 것은 견갑골의 안쪽과 정중선의 중앙을 지나는 수직선)

主治	위산과다증, 빈혈 늑간신경통, 담마진 신경쇠약, 위암, 흉막염, 식도협착

取穴法	앉은 자세로 취혈. 목을 앞으로 굽혔을 때 최상위로 돌출한 극돌기가 제7경추극돌기이고, 그 바로 아래가 제1흉추극돌기이다. 이하 차례로 극돌기를 세어내려가 제7, 8흉추극돌기를 찾고 배내선상에서 격유를 취혈한다.

ㄱ

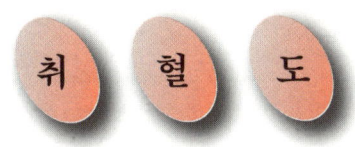

취 혈 도

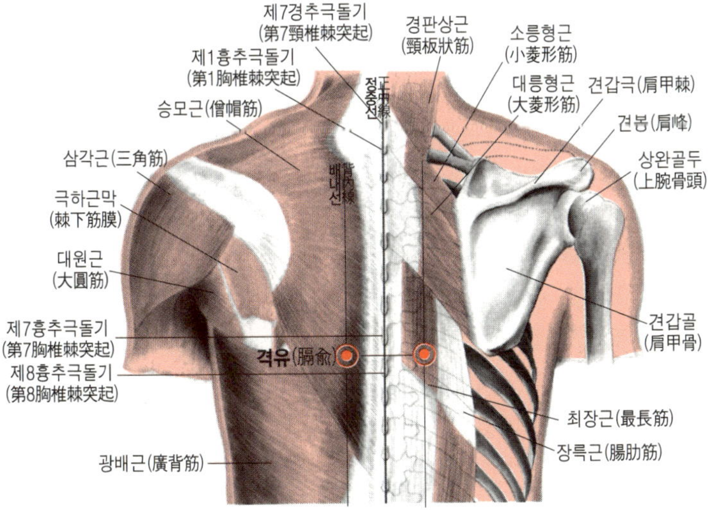

- 제7경추극돌기(第7頸椎棘突起)
- 제1흉추극돌기(第1胸椎棘突起)
- 승모근(僧帽筋)
- 삼각근(三角筋)
- 극하근막(棘下筋膜)
- 대원근(大圓筋)
- 제7흉추극돌기(第7胸椎棘突起)
- 제8흉추극돌기(第8胸椎棘突起)
- 광배근(廣背筋)
- 정중선(正中線)
- 배내선(背內線)
- 경판상근(頸板狀筋)
- 소릉형근(小菱形筋)
- 대릉형근(大菱形筋)
- 견갑극(肩甲棘)
- 견봉(肩峰)
- 상완골두(上腕骨頭)
- 견갑골(肩甲骨)
- 최장근(最長筋)
- 장륵근(腸肋筋)

격유(膈兪)

15

견료 (肩髎)

수소양삼초경 手少陽三焦經

鍼法:직자 극천쪽(透刺 關通) 30~40mm, 斜刺 하방40~60mm

位置	견봉의 바깥끝 뒷쪽의 바로 아래에 있다.

主治	견관절주위염 상완신경통 견관절통

取穴法	앉은 자세로 취혈. 견갑골의 상부에 있는 견갑극을 뒷쪽 가운데에서 더듬어 견관절의 바깥쪽 중앙에 돌출한 견봉을 찾는다. 그 바깥쪽 끝부분의 바로 아래인 상완골두와의 사이에 패인곳에서 견료를 취혈한다. 혹은 가볍게 주먹을 쥐어 이것을 목에 붙이듯이 해서 팔꿈치를 어깨보다 높이 올리면 어깨쭉지 근처에서 삼각근의 볼륨이 나타나고 극하근의 사이에 길고 가는 도랑이 생긴다. 이 도랑 밑에서 견봉의 밑인 견료를 취혈해도 좋다.

ㄱ

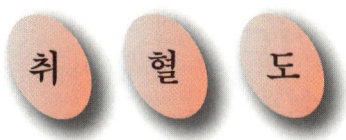

취 혈 도

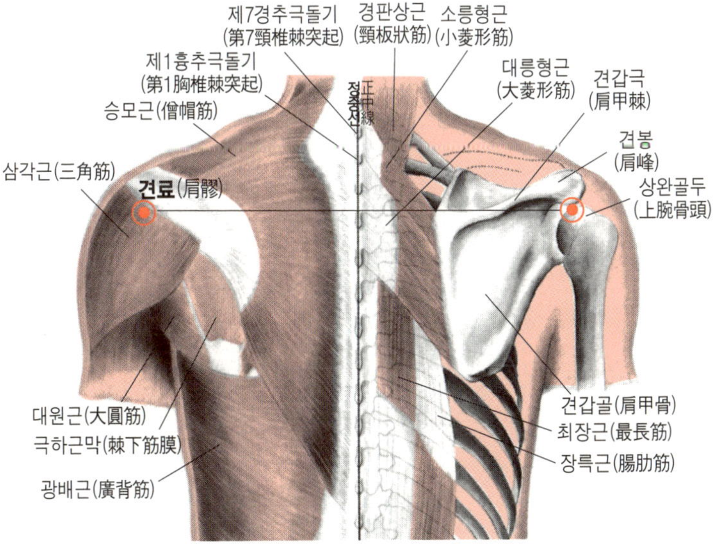

- 제7경추극돌기(第7頸椎棘突起)
- 제1흉추극돌기(第1胸椎棘突起)
- 승모근(僧帽筋)
- 삼각근(三角筋)
- **견료**(肩髎)
- 경판상근(頸板狀筋)
- 소릉형근(小菱形筋)
- 대릉형근(大菱形筋)
- 견갑극(肩甲棘)
- 견봉(肩峰)
- 상완골두(上腕骨頭)
- 정중선 正中線
- 대원근(大圓筋)
- 극하근막(棘下筋膜)
- 광배근(廣背筋)
- 견갑골(肩甲骨)
- 최장근(最長筋)
- 장륵근(腸肋筋)

17

견외유 (肩外兪)

수태양소장경
手太陽小腸經

鍼法:10~20mm 斜刺

位置	배외선의 연장상에서, 제1, 2흉추극돌기 사이의 높이에 있다. (배외선이라는 것은 견갑골의 안쪽을 지나는 수직선)
主治	어깨결림 견관절주위염 경골완통
取穴法	앉은 자세로 취혈. 목을 앞으로 굽힐 때 제일 위에 돌출한 극돌기가 제7경추극돌기이고 그 바로 아래가 제1흉추극돌기이다. 이하 순서로 극돌기를 세어 내려가 제1, 제2흉추극돌기 사이의 높이에서 배외선의 연장선상에 견외유를 취혈한다.

ㄱ

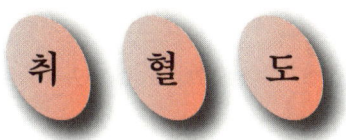

취혈도

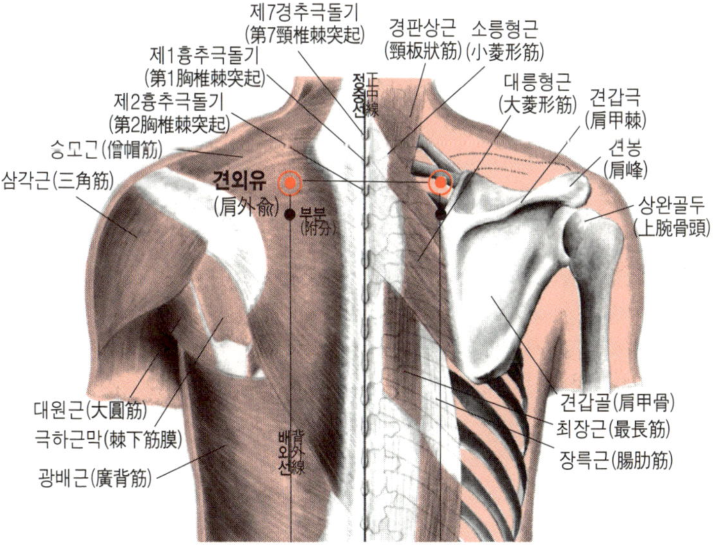

- 제7경추돌기(第7頸椎棘突起)
- 제1흉추돌기(第1胸椎棘突起)
- 제2흉추돌기(第2胸椎棘突起)
- 승모근(僧帽筋)
- 삼각근(三角筋)
- **견외유(肩外兪)**
- 부분(附分)
- 정중선(正中線)
- 경판상근(頸板狀筋)
- 소릉형근(小菱形筋)
- 대릉형근(大菱形筋)
- 견갑극(肩甲棘)
- 견봉(肩峰)
- 상완골두(上腕骨頭)
- 대원근(大圓筋)
- 극하근막(棘下筋膜)
- 광배근(廣背筋)
- 배외선(背外線)
- 견갑골(肩甲骨)
- 최장근(最長筋)
- 장륵근(腸肋筋)

19

견우 (肩髃)

수양명대장경
手陽明大腸經

鍼法:10~20mm 直刺

位置	견봉의 앞 아랫쪽에 있다.
主治	견관절통 피부병(습진, 담마진, 양진) 상지의 동통 마비
取穴法	앉은 자세로 취혈. 상완골두 바깥쪽의 위(견관절의 바깥쪽 중앙)에 둥글게 돌출한 골단부가 견갑골의 견봉이고 그 최외단을 견봉각이라 한다. 이 견봉각의 바깥쪽 아랫방향을 손가락으로 더듬으면 상완골두와의 사이에 패임을 느낀다. 그 패인 중앙에서 견우를 취혈한다.

ㄱ

취혈도

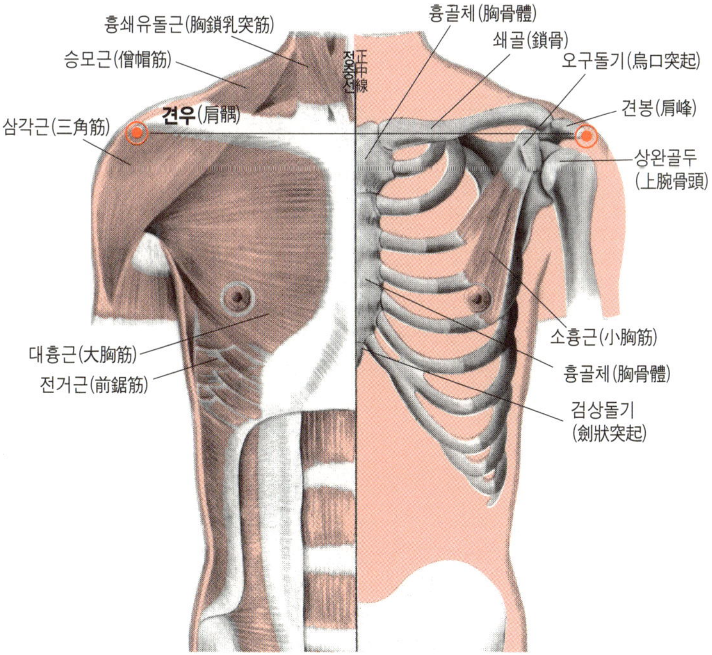

- 흉쇄유돌근(胸鎖乳突筋)
- 승모근(僧帽筋)
- 정중선(正中線)
- 삼각근(三角筋)
- **견우(肩髃)**
- 대흉근(大胸筋)
- 전거근(前鋸筋)
- 흉골체(胸骨體)
- 쇄골(鎖骨)
- 오구돌기(烏口突起)
- 견봉(肩峰)
- 상완골두(上腕骨頭)
- 소흉근(小胸筋)
- 흉골체(胸骨體)
- 검상돌기(劍狀突起)

견정 (肩井)

족소양담경
足少陽膽經

鍼法:30~40mm 直刺

位置	제7경추극돌기와 견봉각의 중앙에 있다.

主治	견배통 두통 경견완통, 견관절주위염, 현훈

取穴法	앉은 자세로 취혈 목을 앞으로 깊게 숙이면 목의 뒷쪽(목덜미) 밑에 둥글게 돌출한 뼈인, 제7경추의 극돌기에서 먼저 그 정점을 찾는다. 다음에 견갑골 등쪽의 바깥쪽에 막대기 모양으로 솟아있는 견갑극의 바깥쪽 선단에서 견봉각을 찾는다. 제7경추극돌기의 정점과 견봉각의 중앙에서 승모근 안쪽을 손가락으로 누르면 울림이 목속으로 전해지는 곳에서 견정을 취혈한다.

취 혈 도

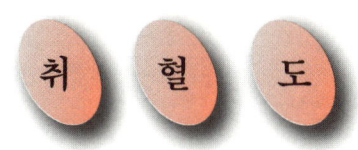

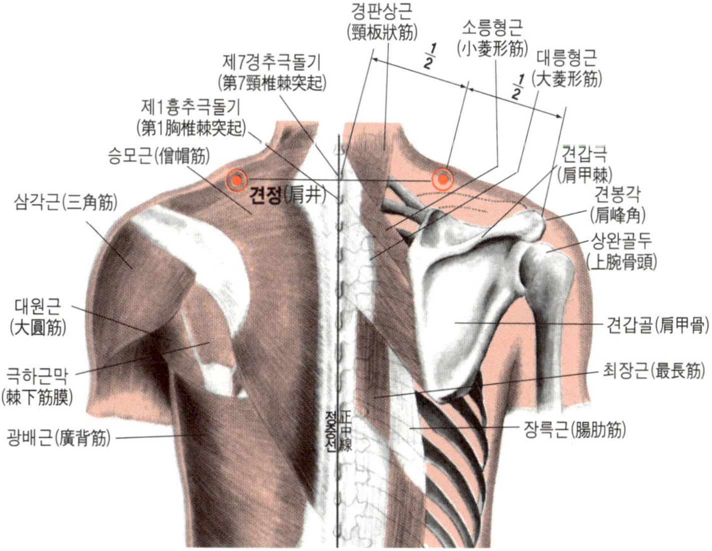
경판상근
(頸板狀筋)
소릉형근
(小菱形筋)
대릉형근
(大菱形筋)
1/2
1/2
제7경추극돌기
(第7頸椎棘突起)
제1흉추극돌기
(第1胸椎棘突起)
승모근(僧帽筋)
견정(肩井)
삼각근(三角筋)
견갑극
(肩甲棘)
견봉각
(肩峰角)
상완골두
(上腕骨頭)
대원근
(大圓筋)
견갑골(肩甲骨)
극하근막
(棘下筋膜)
최장근(最長筋)
정중선
正中線
광배근(廣背筋)
장륵근(腸肋筋)

결분 (缺盆)

족양명위경
足陽明胃經

鍼法:6~10mm 直刺

位置	기호의 바로 위에서 쇄골 윗쪽에 있다.

主治	인통 해수 상지통

取穴法	누운 자세로 취혈. 앞가슴의 흉쇄유돌근(흉골과 쇄골의 안쪽 끝으로부터 귀 뒤의 측두부에 걸쳐 비스듬히 연결된 큰 근)의 뒷쪽에서, 쇄골의 상부에 생긴 패인곳을 견갑쇄골 3각 (대쇄골상와)이라고 한다. 이 패인곳에서, 흉간선(오구돌기 안쪽과 정중선의 사이에서 바깥쪽 1/3을 지나는 수직선)의 연장선상에 결분을 취혈한다.

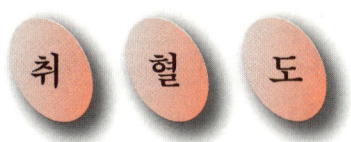

취혈도

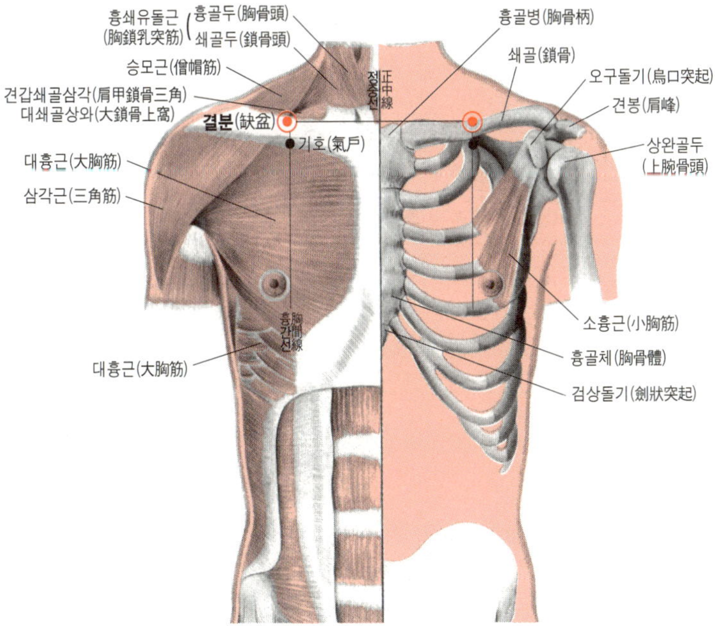

- 흉쇄유돌근(胸鎖乳突筋)
- 흉골두(胸骨頭)
- 쇄골두(鎖骨頭)
- 승모근(僧帽筋)
- 견갑쇄골삼각(肩甲鎖骨三角)
- 대쇄골상와(大鎖骨上窩)
- 정중선(正中線)
- **결분(缺盆)**
- 기호(氣戶)
- 대흉근(大胸筋)
- 삼각근(三角筋)
- 흉골병(胸骨柄)
- 쇄골(鎖骨)
- 오구돌기(烏口突起)
- 견봉(肩峰)
- 상완골두(上腕骨頭)
- 소흉근(小胸筋)
- 흉골체(胸骨體)
- 검상돌기(劍狀突起)
- 흉간선(胸間線)
- 대흉근(大胸筋)

고황 (膏肓)

족태양방광경
足太陽膀胱經

鍼法:xxx

位置	배외선상에서, 제4,5흉추극돌기 사이의 높이에 있다.(배외선이라는 것은 견갑골의 안쪽을 지나는 수직선)
主治	위산과다증 호흡기질환 흉막염, 견관절주위염, 경견완통
取穴法	앉은 자세로 취혈. 목을 앞으로 굽힐 때, 제일 위에 돌출한 극돌기가 제7경추극돌기이고, 그 바로 아래가 제1흉추극돌기이다. 이하 순서로 극돌기를 세어 내려가 제4,5흉추극돌기 사이의 높이에서 배외선상에 고황을 취혈한다.

ㄱ

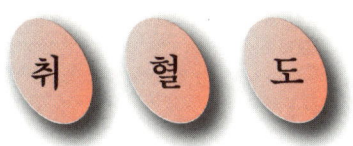
취혈도

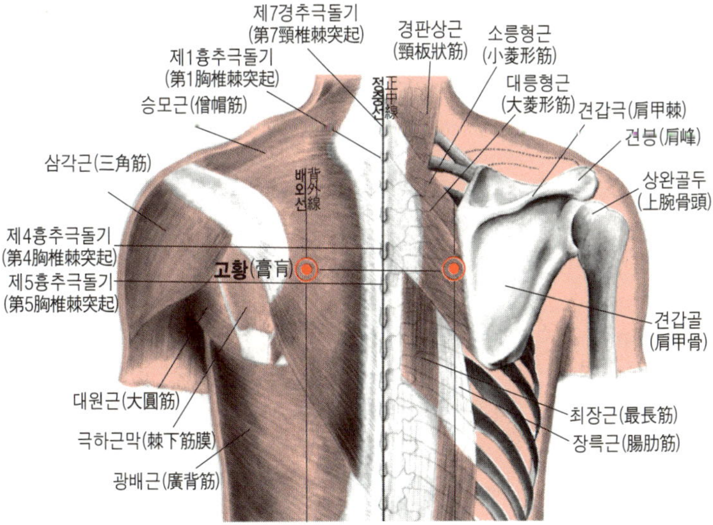

- 제7경추극돌기 (第7頸椎棘突起)
- 제1흉추극돌기 (第1胸椎棘突起)
- 승모근 (僧帽筋)
- 삼각근 (三角筋)
- 제4흉추극돌기 (第4胸椎棘突起)
- 제5흉추극돌기 (第5胸椎棘突起)
- 정중선 (正中線)
- 배외선 (背外線)
- 경판상근 (頸板狀筋)
- 소릉형근 (小菱形筋)
- 대릉형근 (大菱形筋)
- 견갑극 (肩甲棘)
- 견봉 (肩峰)
- 상완골두 (上腕骨頭)
- 견갑골 (肩甲骨)
- 대원근 (大圓筋)
- 극하근막 (棘下筋膜)
- 광배근 (廣背筋)
- 최장근 (最長筋)
- 장륵근 (腸肋筋)

고황(膏肓)

곡골
(曲骨)

임맥
任脈

鍼法:20~30mm 直刺

| 位置 | 정중선상에서, 치골결합상연에 있다. |

| 主治 | 임질
요도염
야뇨증, 방광염 |

| 取穴法 | 누운 자세로 취혈.
하복부 정중선상을 밑으로 더듬어 내려가면 음모가 난 가장자리나 중앙에 딱딱한 뼈(치골결합상연)에서, 곡골을 취혈한다. |

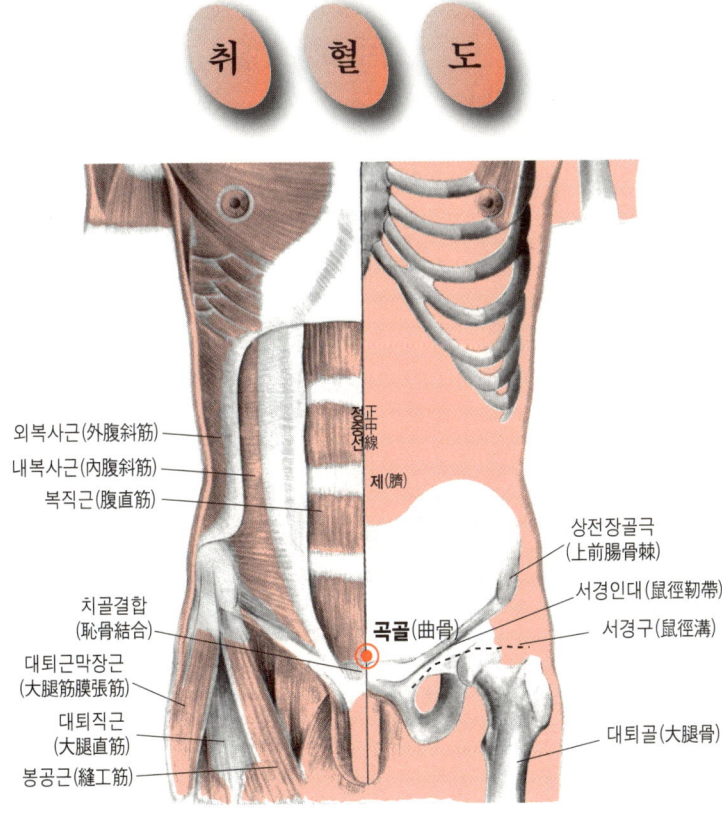

곡지 (曲池)

수양명대장경
手陽明大腸經

鍼法:10~20mm 直刺

位置	요골두 바깥 윗쪽으로부터 팔꿈치 안주름에 따라 내방 1cm에 있다.

主治	눈에 관한병 피부병 일절 두 · 안 · 견, 상지의 병, 치통

取穴法	팔꿈치를 조금 굽혀서 취혈. 팔꿈치 안주름 모지측의 연장방향에 상완골의 외측상과를 느끼고 그 전하부의 근육안에 있는 요골두를 찾는다. 이 골두의 바깥 윗쪽으로부터 주름을 따라서, 내방 1cm의 점에 곡지를 취혈한다(장요측수근신건의 중앙에서, 압박하면 엄지 · 검지 방향으로 찡하고 울린다).

ㄱ

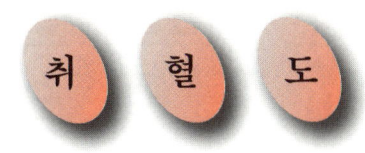

취 혈 도

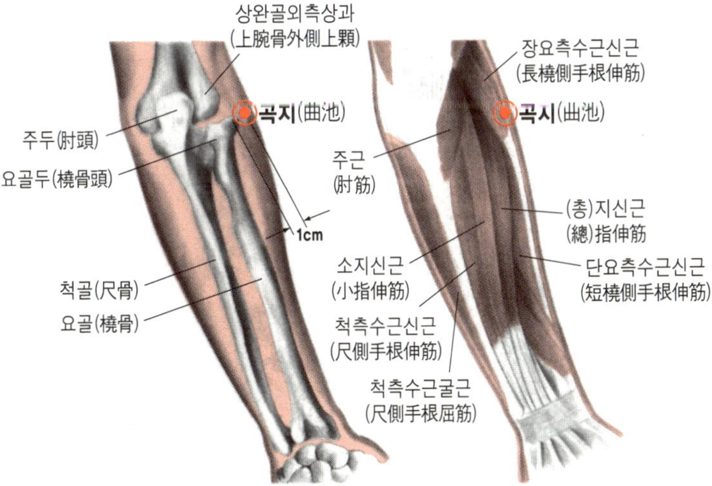

상완골외측상과
(上腕骨外側上顆)

주두(肘頭)
요골두(橈骨頭)

● 곡지(曲池)

1cm

척골(尺骨)
요골(橈骨)

장요측수근신근
(長橈側手根伸筋)

● 곡지(曲池)

주근
(肘筋)

소지신근
(小指伸筋)

척측수근신근
(尺側手根伸筋)

척측수근굴근
(尺側手根屈筋)

(총)지신근
(總)指伸筋

단요측수근신근
(短橈側手根伸筋)

31

곡천 (曲泉)

족궐음간경
足厥陰肝經

鍼法:20~30mm 直刺

| 位置 | 무릎관절을 굽혔을때 생기는 주름의 안쪽 끝에 있다. |

| 主治 | 슬의 통증.
요의 빈촉(방광염, 전립선염)
하복통, 현기증, 성욕감퇴 |

| 取穴法 | 누운자세에서 무릎관절을 최대로 굽혀서 취혈. 무릎을 최대로 굽힌 상태에서, 무릎주름의 가장 끝 근처를 찾고 거기서 느낄 때 패인 곳의 중앙에서 곡천을 취혈한다. 이 부분은 대퇴골내측상과와 경골내측과의 관절열극에 해당한다. |

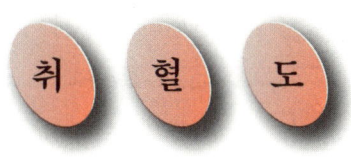

취혈도

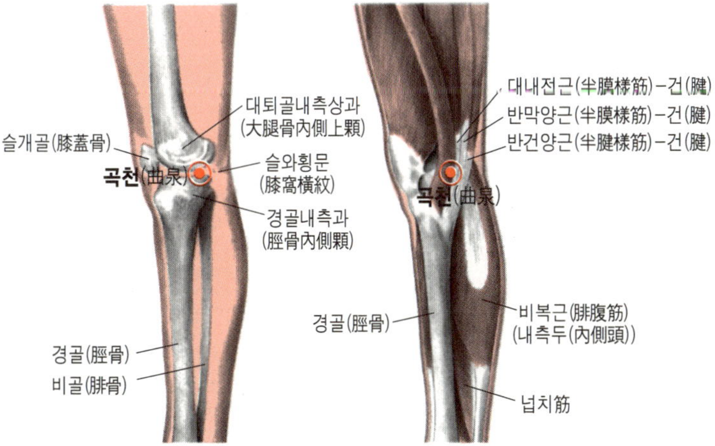

- 슬개골(膝蓋骨)
- 대퇴골내측상과(大腿骨內側上顆)
- **곡천(曲泉)**
- 슬와횡문(膝窩橫紋)
- 경골내측과(脛骨內側顆)
- 경골(脛骨)
- 비골(腓骨)

- 대내전근(半膜樣筋)－건(腱)
- 반막양근(半膜樣筋)－건(腱)
- 반건양근(半腱樣筋)－건(腱)
- 곡천(曲泉)
- 경골(脛骨)
- 비복근(腓腹筋) (내측두(內側頭))
- 넙치근

공손 (公孫)

족태음비경
足太陰脾經

鍼法:30~40mm 直刺

位置	족부 내측에서 태백의 후방 2cm에 있다.

主治	위통 복통 하리, 족저통, 두중

取穴法	다리의 내측면을 위로해서 취혈. 다리의 엄지발가락 선단의 내측에 손가락을 대고 뒷쪽을 문지르면 손가락을 댄 부위에 뼈가 볼록 나온것을 느낀다. 이것이 기절골과 중족골의 접해진 제1중족지절관절이다. 이 관절의 후부를 이룬 중족골(제1중족골)의 뼈끝부분의 내측후연(태백)에서 후방 2cm의 곳에 공손을 취혈한다.

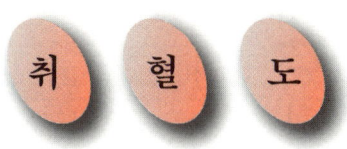

취혈도

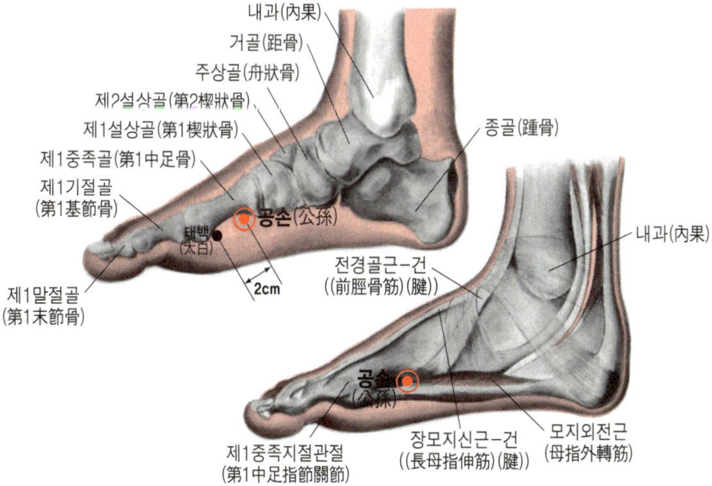

- 내과(內果)
- 거골(距骨)
- 주상골(舟狀骨)
- 제2설상골(第2楔狀骨)
- 제1설상골(第1楔狀骨)
- 제1중족골(第1中足骨)
- 제1기절골(第1基節骨)
- 제1말절골(第1末節骨)
- 공손(公孫)
- 태백(太白)
- 2cm
- 종골(踵骨)
- 전경골근-건((前脛骨筋)(腱))
- 제1중족지절관절(第1中足指節關節)
- 장모지신근-건((長母指伸筋)(腱))
- 모지외전근(母指外轉筋)
- 내과(內果)
- 공손(公孫)

35

관원
(關元)

임맥
任脈

鍼法:斜刺 하방30~40mm

位置	정중선상에서, 신궐(배꼽의중심)과 곡골의 사이에 곡골로부터 2/5지점에 있다.

主治	장질환 (설사, 하복통) 월경통, 빈뇨, 성욕감퇴, 불임증

取穴法	누운 자세로 취혈. 하복부 정중선상을 밑으로 찾아 가면 음모의 가장자리나 중앙에 딱딱한 뼈(치골결합상연)를 느낀다. 이 치골결합상연(곡골)과 배꼽중심(신궐)의 사이를 5등분하고 곡골로부터 2/5지점에 관원을 취혈한다. 흔히 배꼽밑 3마디라고 하는 것은 이 관원(단전)을 가리킨다.

취혈도

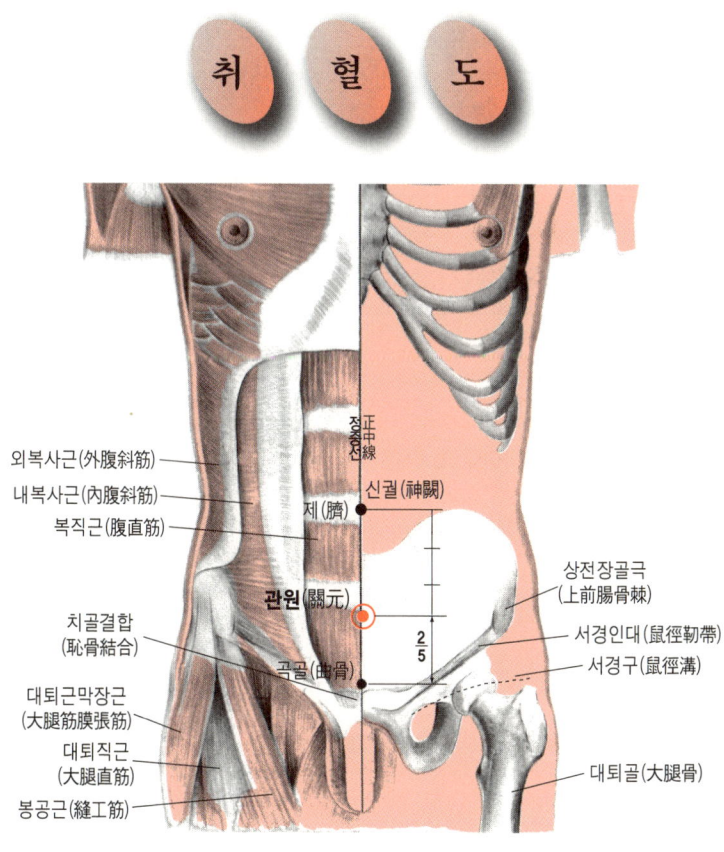

관원유
(關元兪)

족태양방광경
足太陽膀胱經

鍼法:10~15mm 直刺

位置	배내선상에서, 제5요추극돌기와 정중선골능 윗쪽의 중앙의 높이에 있다. (배내선이라는 것은 견갑골 안쪽과 정중선의 중앙을 지나는 수직선)
主治	요통 성욕감퇴 하리
取穴法	엎드린 자세로 취혈. 좌우 장골능의 최상위를 연결한 선을 야코비선이라 한다. 이 선은 거의 제4요추극돌기상을 통과한다. 이 제4요추극돌기의 밑에 제5요추극돌기를 찾는다. 선골후면 중앙에 극돌기 모양을 느껴 정중선골능을 찾아 그 윗쪽과 제5요추극돌기의 중앙의 높이에서, 배내선상에서 관원유를 취혈한다.

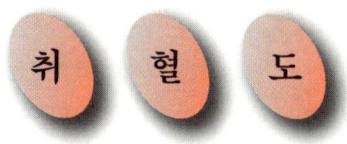

취혈도

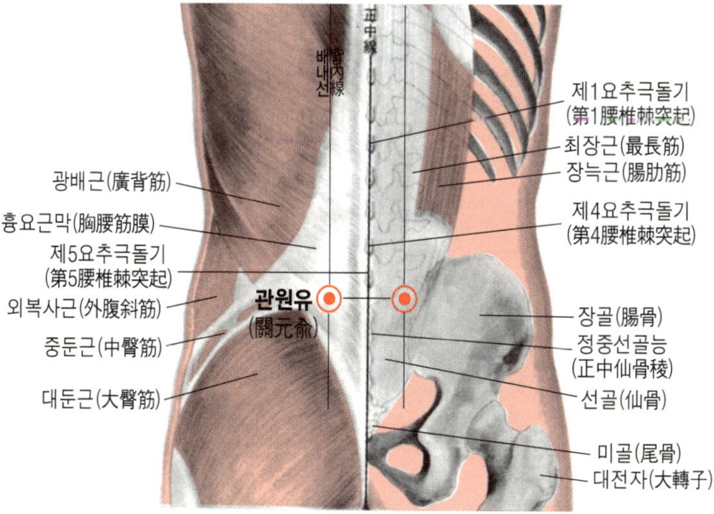

- 제1요추극돌기(第1腰椎棘突起)
- 최장근(最長筋)
- 장늑근(腸肋筋)
- 제4요추극돌기(第4腰椎棘突起)
- 광배근(廣背筋)
- 흉요근막(胸腰筋膜)
- 제5요추극돌기(第5腰椎棘突起)
- 외복사근(外腹斜筋)
- **관원유(關元俞)**
- 중둔근(中臀筋)
- 대둔근(大臀筋)
- 장골(腸骨)
- 정중선골능(正中仙骨稜)
- 선골(仙骨)
- 미골(尾骨)
- 대전자(大轉子)

정중선(正中線)
복내선(腹內線)

39

궐음유
(厥陰俞)

족태양방광경
足太陽膀胱經

鍼法:10~20mm 척추쪽 直刺,
상하로 20~40mm 橫刺

位置	배내선상에서 제4, 5흉추극돌기 사이의 높이에 있다.(배내선이라는 것은 견갑골의 안쪽과 정중선과의 중앙을 통과하는 수직선)
主治	노이로제 상치통 비태관폐색
取穴法	앉은 자세로 취혈. 목을 앞으로 굽힐때 가장 위에 돌출한 극돌기가 제7경추극돌기이고 그 바로아래가 제1흉추극돌기이다. 이하 순서적으로 극돌기를 세어 내려가 제4, 5흉추극돌기 사이를 찾고 그 높이에서 배내선상에 궐음유를 취혈한다.

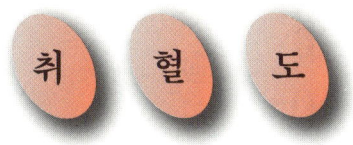

취혈도

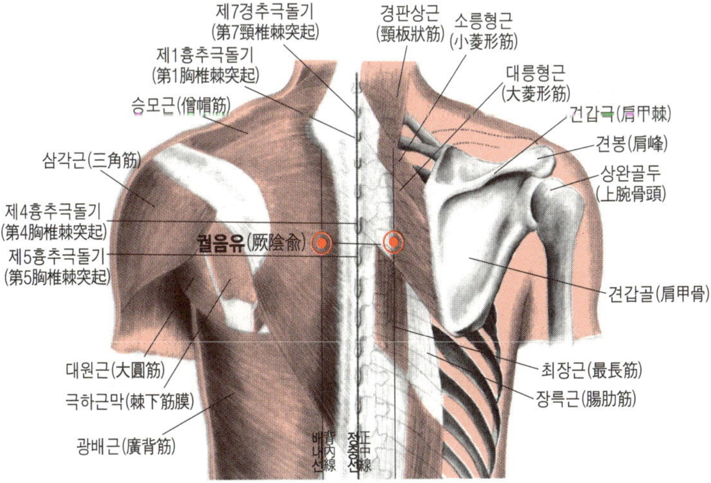

- 제7경추극돌기 (第7頸椎棘突起)
- 제1흉추극돌기 (第1胸椎棘突起)
- 승모근 (僧帽筋)
- 삼각근 (三角筋)
- 제4흉추극돌기 (第4胸椎棘突起)
- 제5흉추극돌기 (第5胸椎棘突起)
- **궐음유(厥陰兪)**
- 대원근 (大圓筋)
- 극하근막 (棘下筋膜)
- 광배근 (廣背筋)
- 경판상근 (頸板狀筋)
- 소릉형근 (小菱形筋)
- 대릉형근 (大菱形筋)
- 건갑극 (肩甲棘)
- 견봉 (肩峰)
- 상완골두 (上腕骨頭)
- 견갑골 (肩甲骨)
- 최장근 (最長筋)
- 장륵근 (腸肋筋)
- 배정중선 (背正中線)
- 정중선 (正中線)

기해
(氣海)

임맥
任脈

鍼法:40~60mm하방 斜刺

位置	정중선상에서, 음교와 석문의 중앙에 있다.

主治	하복통(하리, 월경통), 제통 남녀생식기 질환

取穴法	누운 자세로 취혈. 하복부 정중선상을, 밑으로 더듬어가면 음모가 난 가장자리나 중앙에 딱딱한 뼈(치골결합상연)를 느낀다. 이 치골결합상연(곡골)과 배꼽중심(신궐)의 사이를 5등분하고, 신궐로 부터 1/5에 음교, 2/5에 석문을 찾고, 이 두 혈의 중앙에 기해를 취혈한다.

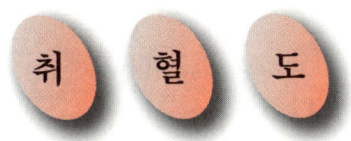

취혈도

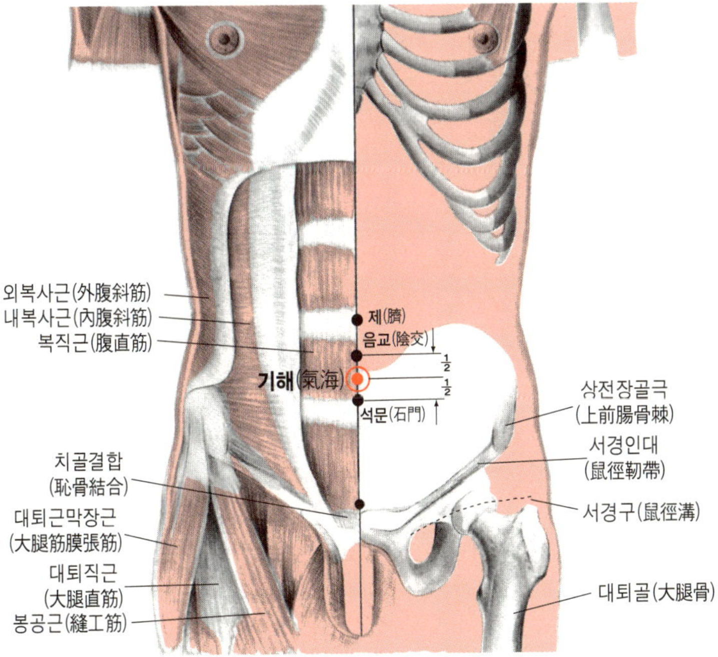

- 외복사근(外腹斜筋)
- 내복사근(內腹斜筋)
- 복직근(腹直筋)
- **기해**(氣海)
- 치골결합(恥骨結合)
- 대퇴근막장근(大腿筋膜張筋)
- 대퇴직근(大腿直筋)
- 봉공근(縫工筋)

- 제(臍)
- 음교(陰交) ↕ ½
- ↕ ½
- 석문(石門)

- 상전장골극(上前腸骨棘)
- 서경인대(鼠徑靭帶)
- 서경구(鼠徑溝)
- 대퇴골(大腿骨)

기호 (氣戶)

족양명위경
足陽明胃經

鍼法:10~15mm 斜刺

位置	흉간선상에서, 쇄골 아랫쪽에 있다. (흉간선이라는 것은 오구돌기 안쪽과 정중선의 사이에서, 외방 1/3을 지나는 수직선)
主治	해수 흉통
取穴法	누운 자세로 취혈. 흉간선상에서 쇄골하연의 바로밑에 있는 패인곳에서 기호를 취혈한다.

ㄱ

취혈도

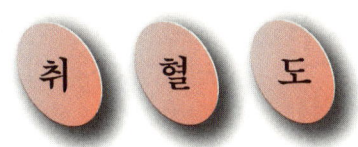

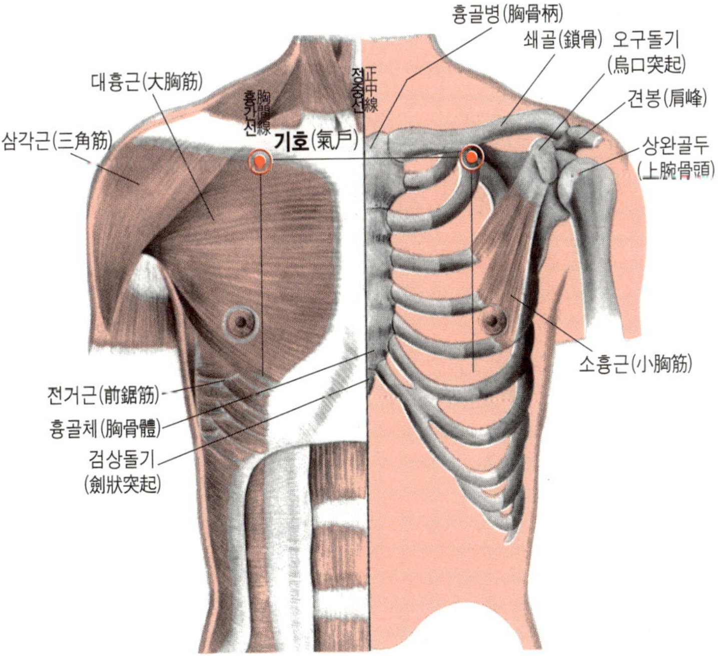

- 대흉근(大胸筋)
- 삼각근(三角筋)
- 흉골병(胸骨柄)
- 쇄골(鎖骨)
- 오구돌기(烏口突起)
- 견봉(肩峰)
- 상완골두(上腕骨頭)
- 정중선(正中線)
- 흉늑선(胸肋線)
- **기호(氣戶)**
- 소흉근(小胸筋)
- 전거근(前鋸筋)
- 흉골체(胸骨體)
- 검상돌기(劍狀突起)

45

내관
(內關)

수궐음심포경
手厥陰心胞經
鍼法:10~30mm 直刺,
20~40mm 상방 斜刺

位置	곡택과 대릉의 사이에서 대릉으로부터 1/6에 있다.

主治	구기, 구토 신경증, 불면증 위통, 흉통, 중지마비, 건초염

取穴法	손바닥을 위로해서 취혈. 팔꿈치 안쪽에 생긴 횡문선상의 거의 중앙에 가볍게 손가락을 놓으면 밑으로 내려진 약간 굵은 한줄기의 힘줄을 느낀다. 이것이 상완이두근(알통을 형성하는 근육)건으로, 이 건의 척측(소지측)의 패인 중앙에서 곡택을 찾는다. 손바닥 가까이의 손목에 생긴 횡문중앙(요골수근관절)을 더듬으면 2줄기의 건(요측이 요측수근굴근건, 척측이 장장근건)을 느낀다. 이 양건의 사이에서 수관절 손바닥면의 가장 굵은 횡문상에 대릉을 찾는다. 곡택과 대릉의 사이를 6등분하고 대릉으로부터 1/6의 점에서 양건의 사이에 내관을 취혈한다.

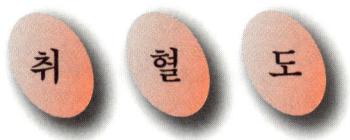

취혈도

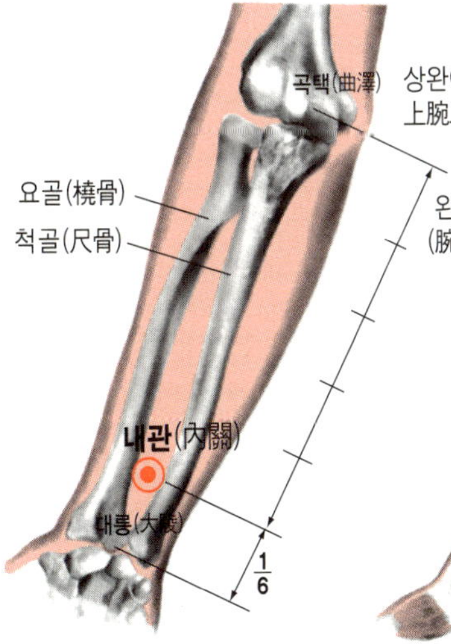

- 곡택(曲澤)
- 상완이두근(건) 上腕二頭筋(腱)
- 요골(橈骨)
- 척골(尺骨)
- 완요골근 (腕橈骨筋)
- 원회내근 (圓回內筋)
- 요측수근굴근 (橈側手根屈筋)
- 장장근(長掌筋)
- 천지굴근(淺指屈筋)
- 척측수근굴근 (尺側手根屈筋)
- **내관(內關)**
- 대릉(大陵)
- 1/6

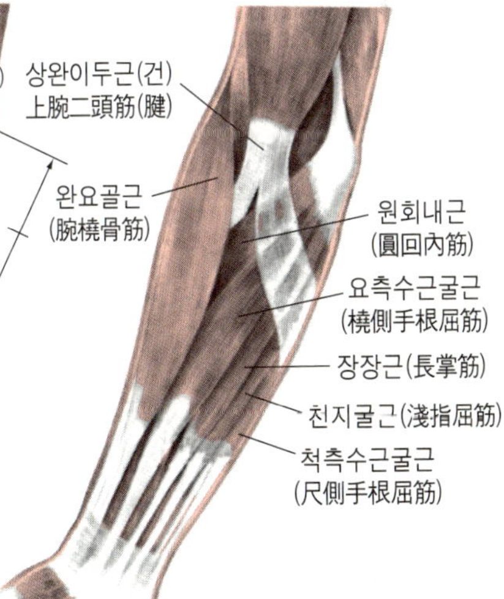

내정
(內庭)

족양명위경
足陽明胃經

鍼法:5~15mm상향 斜刺

位置	발등에서, 제2, 3기절골의 아랫쪽 앞의 사이에 있다.

主治	상한 음식 섭취 위통 치통

取穴法	누운 자세로 취혈. 발가락을 밑으로 굽히면 발등에 높게 융기한 뼈가 발가락 기절골의 아랫뼈이다. 제2, 3기골절의 사이에서 아랫뼈 앞쪽에 내정을 취혈한다.

취 혈 도

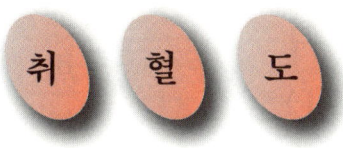

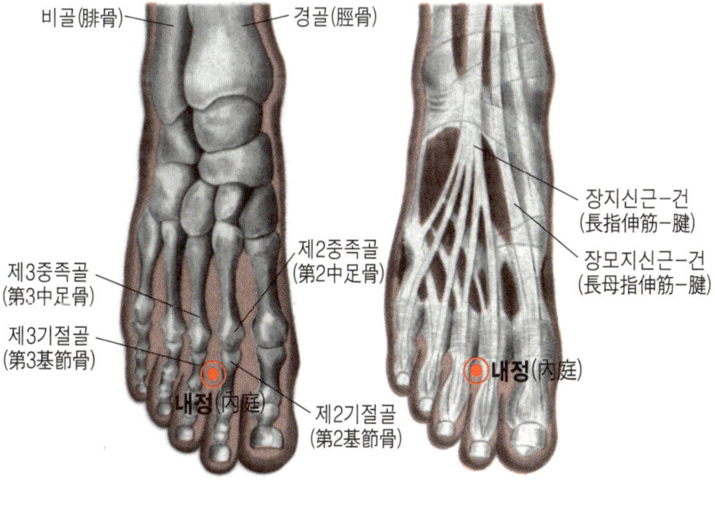

- 비골(腓骨)
- 경골(脛骨)
- 제3중족골(第3中足骨)
- 제3기절골(第3基節骨)
- 제2중족골(第2中足骨)
- 내정(內庭)
- 제2기절골(第2基節骨)
- 장지신근-건(長指伸筋-腱)
- 장모지신근-건(長母指伸筋-腱)
- 내정(內庭)

노식
(顱息)

수소양삼초경
手少陽三焦經

鍼法: 2~5mm 斜刺

位置	각손과 예풍을 연결하는 후이저선을 연결한 선상에서, 각손으로부터 1/3에 있다.

主治	두통 이명

取穴法	앉은 위치에서 취혈. 이개의 최상단(귀위점)에 대응하는 측두부에서 각손을 찾고 다음에 측두골 유양돌기 앞끝과 아래턱뼈의 하악지 뒷쪽과의 중앙에서 예풍을 찾는다. 각손과 예풍을 연결하는 후이저선을 연결한 선상에서, 각손에서 1/3의 곳에 노식을 취혈한다.

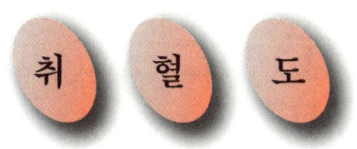

취혈도

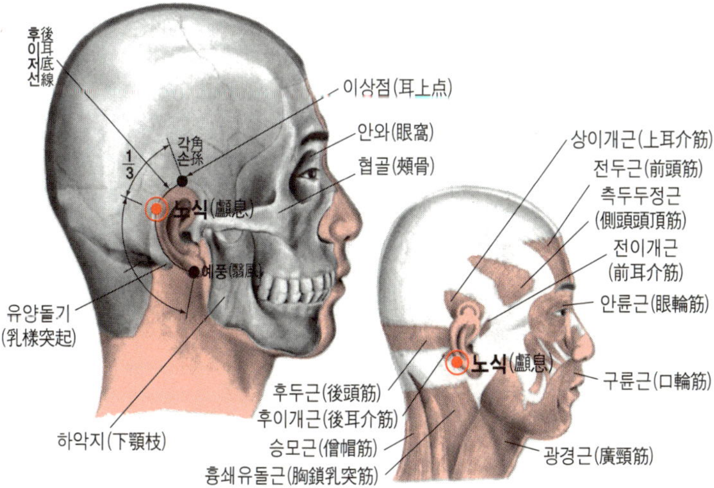

- 후이저선(後耳底線)
- 이상점(耳上点)
- 각손(角孫) 1/3
- 안와(眼窩)
- 협골(頰骨)
- 노식(顱息)
- 예풍(瞖風)
- 유양돌기(乳樣突起)
- 하악지(下顎枝)
- 후두근(後頭筋)
- 후이개근(後耳介筋)
- 승모근(僧帽筋)
- 흉쇄유돌근(胸鎖乳突筋)

- 상이개근(上耳介筋)
- 전두근(前頭筋)
- 측두두정근(側頭頭頂筋)
- 전이개근(前耳介筋)
- 안륜근(眼輪筋)
- 노식(顱息)
- 구륜근(口輪筋)
- 광경근(廣頸筋)

노유 (臑兪)

수태양소장경
手太陽小腸經

鍼法:20~40mm 전하방 直刺

位置	견정 바로위의 견갑극 아랫쪽에 있다.

主治	상지동통 고혈압증 뇌졸증후유증, 견관절주위염

取穴法	앉은 자세로 취혈. 팔을 밑으로 내려 액와횡문의 후단에 손가락끝을 대고 곧바로 2cm 위로 올라간 지점에서 견정을 찾고, 그것보다 더 수직으로 상승해 견갑극을 느껴 손가락이 멈춘곳의 밑 가장자리에서 노유를 취혈한다.

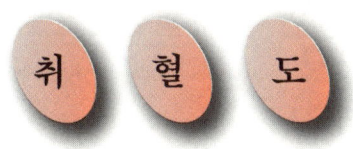

취혈도

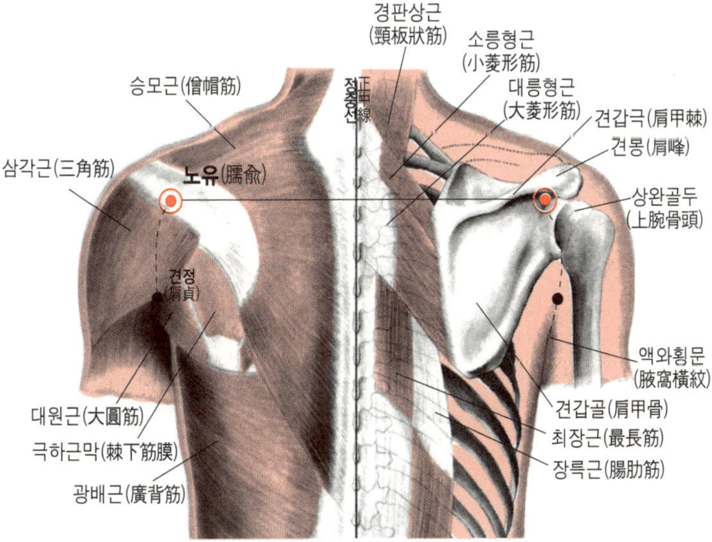

- 경판상근(頸板狀筋)
- 소릉형근(小菱形筋)
- 대릉형근(大菱形筋)
- 견갑극(肩甲棘)
- 견봉(肩峰)
- 승모근(僧帽筋)
- 노유(臑兪)
- 삼각근(三角筋)
- 상완골두(上腕骨頭)
- 정중선(正中線)
- 견정(肩貞)
- 액와횡문(腋窩橫紋)
- 대원근(大圓筋)
- 견갑골(肩甲骨)
- 극하근막(棘下筋膜)
- 최장근(最長筋)
- 광배근(廣背筋)
- 장륵근(腸肋筋)

53

대릉
(大陵)

수궐음심포경
手厥陰心胞經

鍼法:5~10mm 直刺,
10~15mm 수근관내 삽입

| 位置 | 수관절 손바닥 주름에서 엄지측 수근굴근건과 장장근건의 사이에 있다. |

| 主治 | 수관절통
건초염
탄발지, 심질환 |

| 取穴法 | 손바닥을 위로해서 취혈.
손바닥에 가까운 손바닥 수관절의 옆주름 중앙 (요골수근관절에 해당한다)을 더듬으면 두줄기의 힘줄(엄지측이 요측수근굴근건, 소지측이 장장근건)을 느낀다. 이 양 힘줄의 사이에서 수관절 손목의 가장 굵은 횡문 위에서 대릉을 취혈한다. |

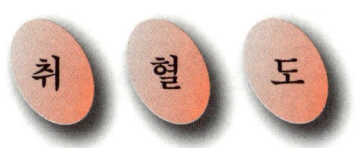

취혈도

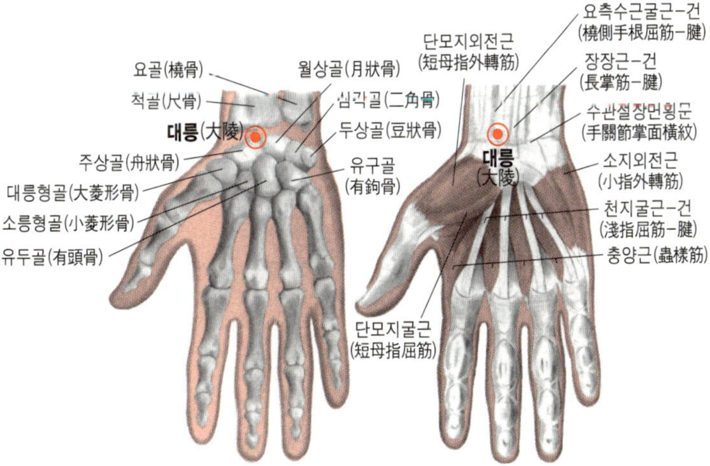

- 요골(橈骨)
- 척골(尺骨)
- **대릉**(大陵)
- 주상골(舟狀骨)
- 대릉형골(大菱形骨)
- 소릉형골(小菱形骨)
- 유두골(有頭骨)
- 월상골(月狀骨)
- 심각골(三角骨)
- 두상골(豆狀骨)
- 유구골(有鈎骨)
- 단모지굴근(短母指屈筋)
- 단모지외전근(短母指外轉筋)
- 요측수근굴근-건(橈側手根屈筋-腱)
- 장장근-건(長掌筋-腱)
- 수관절장면횡문(手關節掌面橫紋)
- **대릉**(大陵)
- 소지외전근(小指外轉筋)
- 천지굴근-건(淺指屈筋-腱)
- 충양근(蟲樣筋)

대맥 (帶脈)

족소양담경
足少陽膽經

鍼法:20~30mm 直刺

位置	장문의 바로 밑에서 신궐(배꼽의 중심)의 높이에 있다.

主治	요복신경통 대하

取穴法	누운 자세에서 취혈. 배꼽중심의 높이에서 제11늑골선단에 있는 장문을 지나는 수직선상에서 대맥을 취혈한다.

취혈도

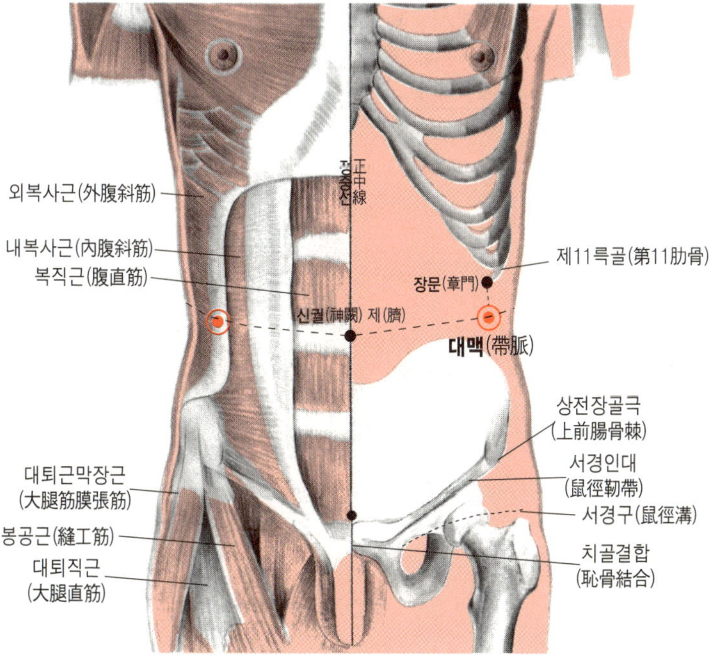

- 외복사근(外腹斜筋)
- 내복사근(內腹斜筋)
- 복직근(腹直筋)
- 신궐(神闕) 제(臍)
- 정중선 正中線
- 제11늑골(第11肋骨)
- 장문(章門)
- **대맥(帶脈)**
- 상전장골극(上前腸骨棘)
- 서경인대(鼠徑靭帶)
- 서경구(鼠徑溝)
- 치골결합(恥骨結合)
- 대퇴근막장근(大腿筋膜張筋)
- 봉공근(縫工筋)
- 대퇴직근(大腿直筋)

대장유 (大腸兪)

족태양방광경
足太陽膀胱經

鍼法:10~20mm 척추쪽 直刺, 상하로 20~40mm 橫刺

位置	배내선상에서 제4, 5요추극돌기 사이에 있다. (배내선이라는 것은 견갑골의 안쪽과 정중선과의 중앙을 지나는 수직선)

主治	하리 변비 요통, 좌골신경통, 슬관절염

取穴法	누운 자세로 취혈. 좌우의 장골능의 가장 높은 부위를 연결한 선을 야코비선이라고 한다. 이선은 거의 제4요추극돌기상을 통과한다. 제4요추극돌기와 그 아래의 제5요추극돌기 사이의 높이에서 배내선상에 대장유를 취혈한다.

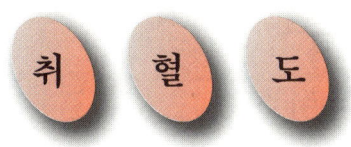

취혈도

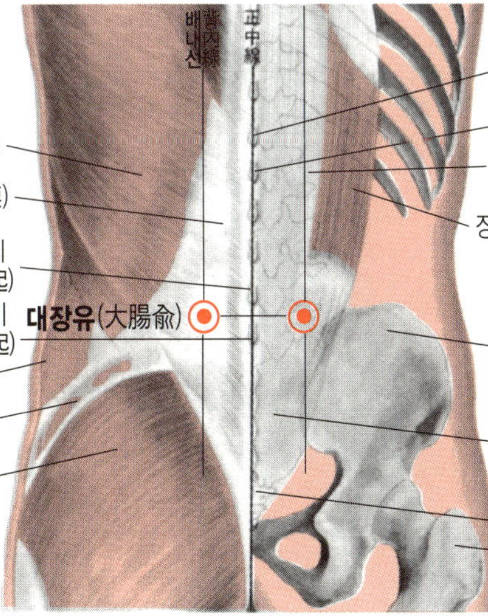

- 제12흉추극돌기(第12胸椎棘突起)
- 제1요추극돌기(第1腰椎棘突起)
- 최장근(最長筋)
- 장륵근(腸肋筋)
- 광배근(廣背筋)
- 흉요근막(胸腰筋膜)
- 제4요추극돌기(第4腰椎棘突起)
- 제5요추극돌기(第5腰椎棘突起)
- **대장유(大腸兪)**
- 외복사근(外腹斜筋)
- 중둔근(中臀筋)
- 대둔근(大臀筋)
- 장골(腸骨)
- 선골(仙骨)
- 미골(尾骨)
- 대전자(大轉子)
- 배내선(背內線)
- 정중선(正中線)

59

대추 (大椎)

독맥
督脈

鍼法:20~30mm상방 直刺

位置	제7경추극돌기와 제1흉추극돌기의 사이에 있다.

主治	두통 상기도염(감기, 인통, 발열)

取穴法	앉은 자세에서 취혈. 목을 깊이 앞으로 굽혔을 때 가장 위에 둥글게 돌출된 뼈가 나타난다. 이것이 제7경추(융추)극돌기로서, 그 바로 밑의 제1흉추극돌기와의 사이에 생기는 패인곳의 속에서 대추를 취혈한다.

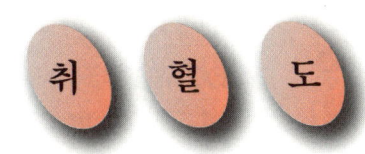

취혈도

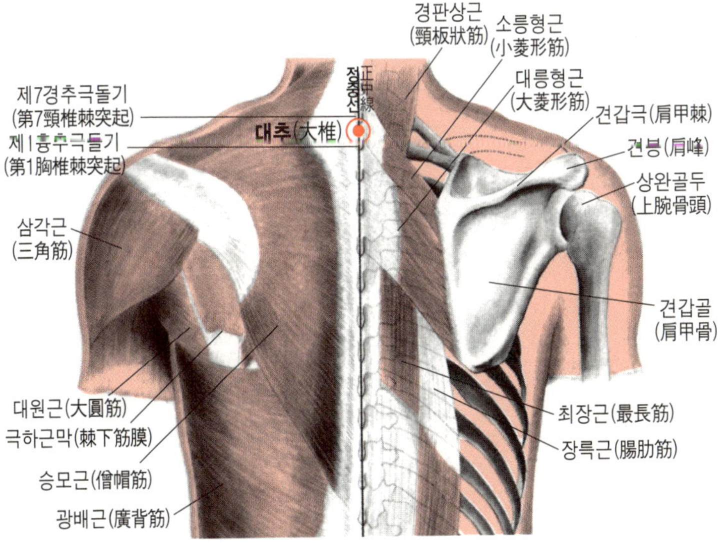

- 경판상근(頸板狀筋)
- 소릉형근(小菱形筋)
- 대릉형근(大菱形筋)
- 제7경추극돌기(第7頸椎棘突起)
- 제1흉추극돌기(第1胸椎棘突起)
- 대추(大椎)
- 정중선(正中線)
- 견갑극(肩甲棘)
- 견봉(肩峰)
- 상완골두(上腕骨頭)
- 삼각근(三角筋)
- 견갑골(肩甲骨)
- 대원근(大圓筋)
- 극하근막(棘下筋膜)
- 승모근(僧帽筋)
- 광배근(廣背筋)
- 최장근(最長筋)
- 장륵근(腸肋筋)

61

대횡 (大橫)

족태음비경
足太陰脾經

鍼法:20~30mm 直刺,
회충증 40~50mm 橫刺

位置	복외선상에서 신궐(배꼽의 중심)의 높이에 있다. (복외선이라는 것은 사타구니선 바깥쪽의 돌출한 뼈 안쪽과 정중선의 사이에서 바깥쪽 1/8을 지나는 수직선)
主治	변비 하리 하복통
取穴法	누운 자세로 취혈. 배꼽중심 (신궐)의 높이에서 복외선상에서 대횡을 취혈한다.

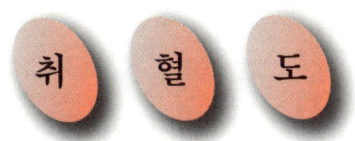

취혈도

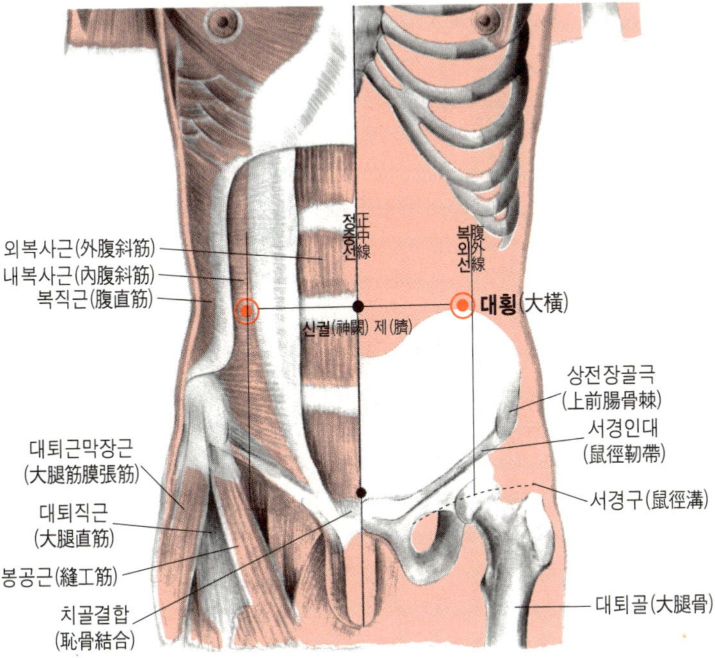

- 외복사근(外腹斜筋)
- 내복사근(內腹斜筋)
- 복직근(腹直筋)

정중선(正中線)
복외선(腹外線)

신궐(神闕) 제(臍)

대횡(大橫)

- 상전장골극(上前腸骨棘)
- 서경인대(鼠徑靭帶)
- 서경구(鼠徑溝)

- 대퇴근막장근(大腿筋膜張筋)
- 대퇴직근(大腿直筋)
- 봉공근(縫工筋)
- 치골결합(恥骨結合)
- 대퇴골(大腿骨)

백회 (百會)

독맥
督脈

鍼法: 10~30mm 橫刺

位置	정중선상에서 신정과 뇌호의 중앙에 있다.
主治	탈항 진정효과 (두통, 신경쇠약, 불면증, 고혈압증, 중풍)
取穴法	앉은 자세로 취혈. 후두부의 정중선상에 손가락을 놓고 아랫쪽으로 더듬어 가면 둥근뼈가 돌출한 외후두융기에 닿는다. 이 외후두융기 (뒷머리가 융기)의 바로위 (뇌호)와 앞머리 정중선상의 앞머리 끝점(신정)과의 중앙에서 백회를 취혈한다.

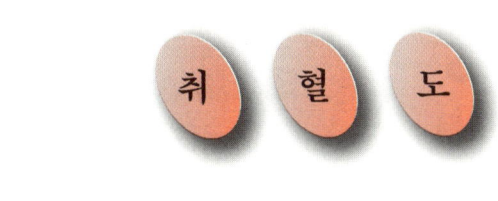

취혈도

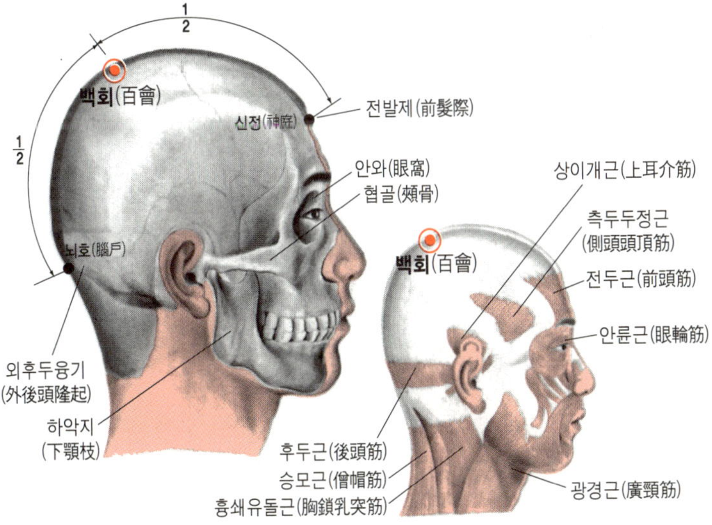

- 백회(百會)
- 신정(神庭)
- 전발제(前髮際)
- 안와(眼窩)
- 협골(頰骨)
- 뇌호(腦戶)
- 외후두융기(外後頭隆起)
- 하악지(下顎枝)
- 후두근(後頭筋)
- 승모근(僧帽筋)
- 흉쇄유돌근(胸鎖乳突筋)
- 상이개근(上耳介筋)
- 측두두정근(側頭頭頂筋)
- 백회(百會)
- 전두근(前頭筋)
- 안륜근(眼輪筋)
- 광경근(廣頸筋)

65

병풍 (秉風)

수태양소장경
手太陽小腸經

鍼法:20~20 直刺

位置	견갑극삼각의 안쪽과 견봉각의 중앙에서 견갑극의 윗쪽에 있다.

主治	견관절주위염

取穴法	앉은 자세로 취혈. 견갑골의 윗부분 안쪽으로부터 바깥쪽으로 튀어나온 상태로 융기해서 연장한 뼈를 견갑극이라고 한다. 이 견갑극의 안쪽 끝에서 견갑극삼각의 안쪽 가장자리를 찾고, 그 바깥끝에서 견봉각(견봉의 가장 바깥끝)을 찾는다. 견갑극삼각 안가장자리와 견봉각의 중앙에서 견갑극의 윗가장자리를 따라서 병풍을 취혈한다.

취혈도

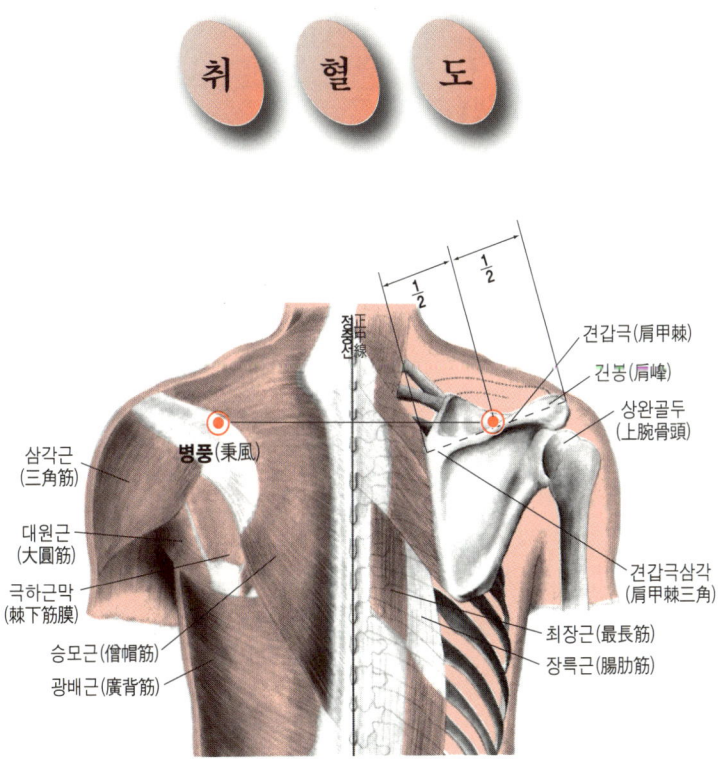

67

복류
(復溜)

족소음신경
足少陰腎經

鍼法:20~30mm 直刺

| 位置 | 하퇴내측의 음곡과 태계의 사이에서, 태계로부터 1/8에 있다. |

| 主治 | 족저통
아킬레스의 통증
요통, 배꼽통 |

| 取穴法 | 누운자세에서 하퇴를 외전해서 취혈.
슬와로부터 손가락을 내측으로 향해서 미끄러지면 굳은감을 느낀다. 이것이 반건양근건으로서 이 건의 내연과 다음의 반모양근건(이 건은 반건양근건에 비하여 찾기 어렵다)의 사이에서 슬와의 횡문 위에 음곡을 찾는다. 다음에 내과 정점과 아킬레스건의 사이의 패인곳의 후경골 동맥박동부에 태계를 찾는다. 음곡과 태계의 사이를 8등분하고 태계로부터 1/8의 점에 복류를 취혈한다. |

ㅂ

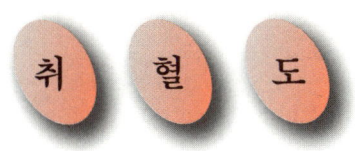

취혈도

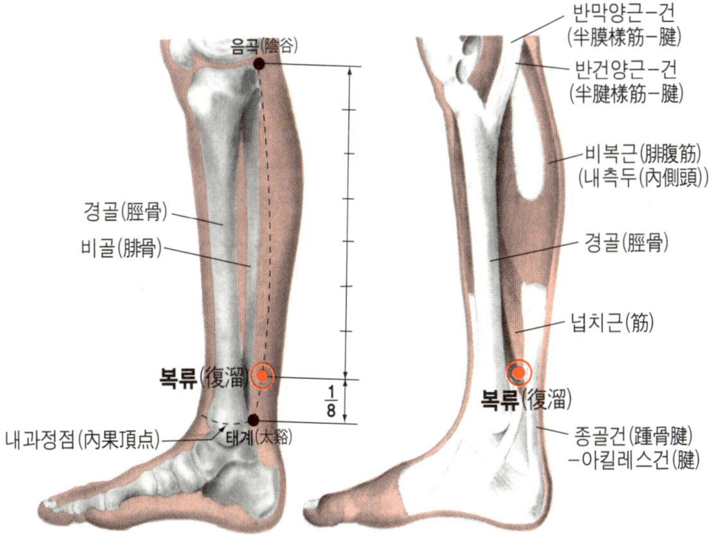

- 반막양근-건 (半膜樣筋-腱)
- 반건양근-건 (半腱樣筋-腱)
- 비복근(腓腹筋)(내측두(內側頭))
- 음곡(陰谷)
- 경골(脛骨)
- 비골(腓骨)
- 경골(脛骨)
- 넙치근(筋)
- **복류**(復溜)
- **복류**(復溜)
- 내과정점(內果頂点)
- 태계(太谿)
- 종골건(踵骨腱) -아킬레스건(腱)

$\frac{1}{8}$

69

복토
(伏兎)

족양명위경
足陽明胃經

鍼法:30~50mm 直刺

| 位置 | 상전장골극 아랫쪽과 슬개골 바깥 윗쪽의 사이에서 하방으로부터 1/3에 있다. |

| 主治 | 슬관절통
요퇴통 (대퇴신경통, 외측대퇴피신경통) |

| 取穴法 | 누운 자세에서 취혈.
하복부의 외측에 느끼는 상전장골극의 하연을 찾고 다음에 슬개골외상연(골저)의 외각을 찾는다. 상전장골극하연과 슬개골외상연의 사이를 3등분하고 슬개골외상연으로부터 1/3의 점에 복토를 취혈한다. |

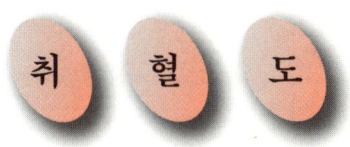

취혈도

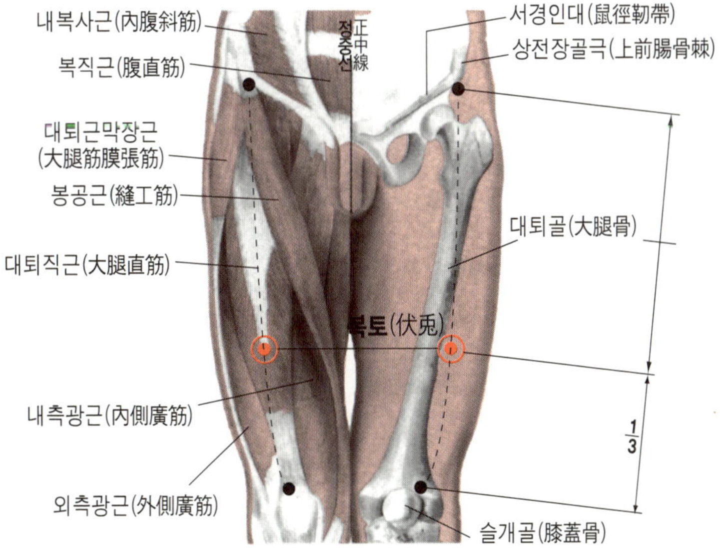

- 내복사근(內腹斜筋)
- 복직근(腹直筋)
- 정중선(正中線)
- 서경인대(鼠徑靭帶)
- 상전장골극(上前腸骨棘)
- 대퇴근막장근(大腿筋膜張筋)
- 봉공근(縫工筋)
- 대퇴골(大腿骨)
- 대퇴직근(大腿直筋)
- **복토(伏兎)**
- 내측광근(內側廣筋)
- $\frac{1}{3}$
- 외측광근(外側廣筋)
- 슬개골(膝蓋骨)

부분 (附分)

족태양방광경
足太陽膀胱經

鍼法:10~15mm 斜刺

位置	배외선상에서 제2, 3흉추극돌기 사이의 높이에 있다. (배외선이라는 것은 견갑골의 안쪽을 지나는 수직선)

主治	견배통 항강회고불능 (항강증)

取穴法	앉은 자세에서 취혈. 목을 앞으로 굽혔을 때 최상위에서 돌출한 극돌기가 제7경추극돌기이고 그 바로 아래가 제1흉추극돌기이다. 이하 차례로 극돌기를 세어내려가 제2, 3흉추극돌기를 사이를 찾는다. 그 높이에서 배외선상에 부분을 취혈한다.

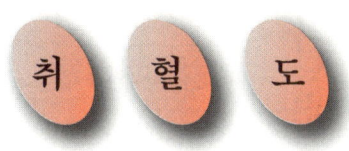

취혈도

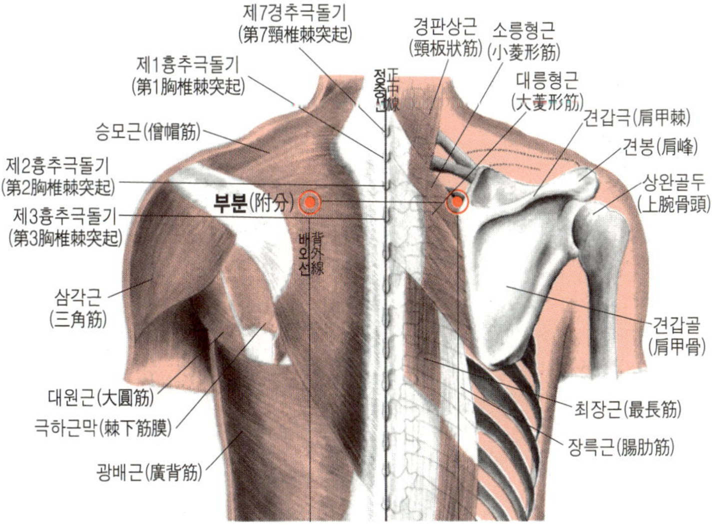

- 제7경추극돌기 (第7頸椎棘突起)
- 제1흉추극돌기 (第1胸椎棘突起)
- 승모근 (僧帽筋)
- 제2흉추극돌기 (第2胸椎棘突起)
- 제3흉추극돌기 (第3胸椎棘突起)
- 삼각근 (三角筋)
- 대원근 (大圓筋)
- 극하근막 (棘下筋膜)
- 광배근 (廣背筋)
- 경판상근 (頸板狀筋)
- 소릉형근 (小菱形筋)
- 대릉형근 (大菱形筋)
- 견갑극 (肩甲棘)
- 견봉 (肩峰)
- 상완골두 (上腕骨頭)
- 견갑골 (肩甲骨)
- 최장근 (最長筋)
- 장륵근 (腸肋筋)
- 정중선 (正中線)
- 배외선 (背外線)

부분(附分)

비관 (髀關)

족양명위경
足陽明胃經

鍼法:30~45mm 斜刺 / 直刺

位置	상전장골극 아랫쪽과 슬개골 바깥 윗쪽의 사이에서 위로부터 1/3에 있다.

主治	고관절통 대퇴신경통

取穴法	누운 자세로 취혈. 하복부의 외측에서 느끼는 상전장골극의 아래 언저리를 찾고 다음에 슬개골 외상연(골저)의 외각을 찾는다. 상전장골극 아래 언저리와 슬개골 바깥 윗쪽의 사이를 3등분하고, 상전장골극 아랫부분으로부터 1/3의 지점에서 비관을 취혈한다.

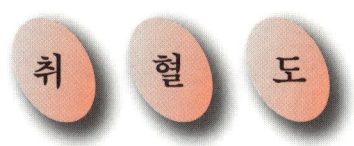

취혈도

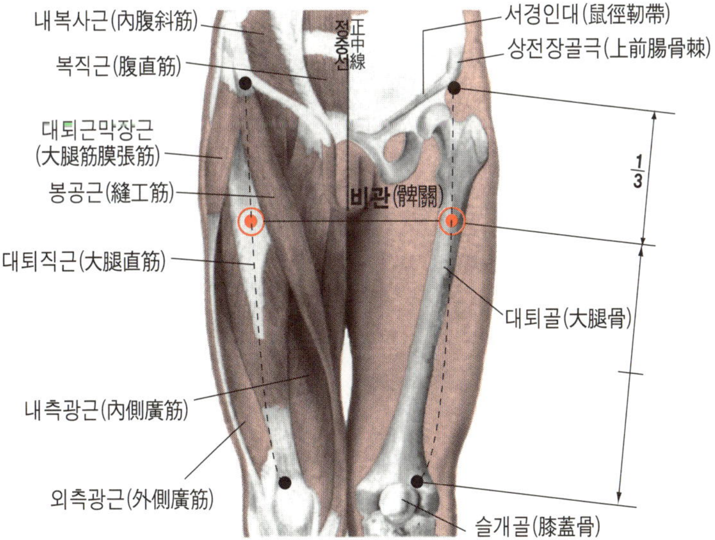

- 내복사근(內腹斜筋)
- 복직근(腹直筋)
- 대퇴근막장근(大腿筋膜張筋)
- 봉공근(縫工筋)
- 대퇴직근(大腿直筋)
- 내측광근(內側廣筋)
- 외측광근(外側廣筋)
- 정중선(正中線)
- 서경인대(鼠徑靭帶)
- 상전장골극(上前腸骨棘)
- 비관(髀關)
- 대퇴골(大腿骨)
- 슬개골(膝蓋骨)

1/3

비양 (飛揚)

족태양방광경
足太陽膀胱經

鍼法:30~40mm 直刺

位置	위양과 곤륜 사이의 중앙에서 밑으로 2cm에 있다.

主治	하지통 하지근 운동마비

取穴法	엎드린 자세로 취혈. 대퇴이두근건의 바깥(새끼발가락쪽)에서 위양을 찾고 다음에 외과 정점의 높이에서 외과와 아킬레서건의 사이에 있는 깊은 골의 가운데에서 곤륜을 찾는다. 위양과 곤륜의 중앙으로 부터 2cm 아래에서 비양을 취혈한다. 이 부분은 승산과 같은 높이이고 비복근건의 바깥 언저리와 넓적한 근육의 경계에 해당한다.

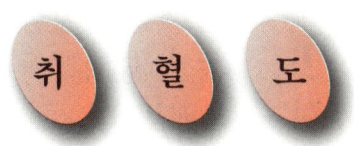

취혈도

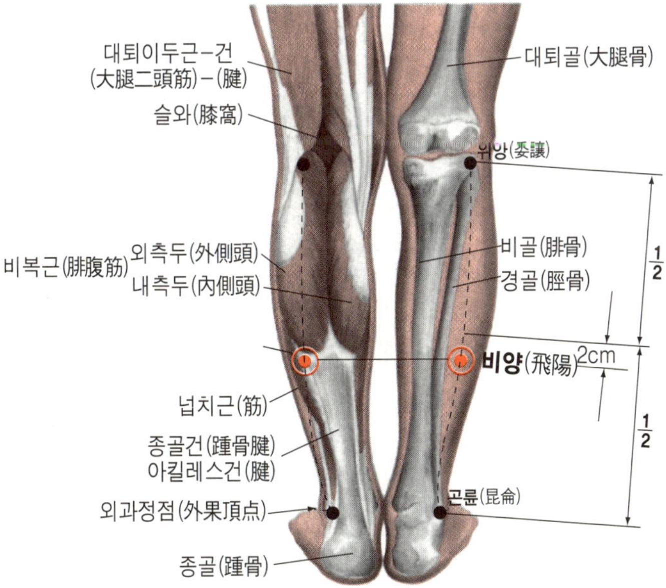

- 대퇴이두근-건(大腿二頭筋)-腱
- 슬와(膝窩)
- 비복근(腓腹筋)
- 외측두(外側頭)
- 내측두(內側頭)
- 넙치근(筋)
- 종골건(踵骨腱) 아킬레스건(腱)
- 외과정점(外果頂点)
- 종골(踵骨)
- 대퇴골(大腿骨)
- 위양(委讓)
- 비골(腓骨)
- 경골(脛骨)
- **비양**(飛陽)
- 곤륜(崑崙)

$\frac{1}{2}$

2cm

$\frac{1}{2}$

비유 (脾兪)

족태양방광경
足太陽膀胱經

鍼法:10~20mm 척추쪽 直刺, 상하로 20~40mm 橫刺

位置	배내선상에서, 제 11, 12 흉추극돌기 사이의 높이에 있다. (배내선이라는 것은 견갑골의 안쪽과 정중선과의 중앙을 지나는 수직선)
主治	위·간·담질환 당뇨병 요통, 건망증
取穴法	엎드린 자세로 취혈. 좌우의 장골능의 가장 높은 곳을 연결한 선을 야코비선이라고 한다. 이 선은 거의 제4요추극돌기 상을 통과한다. 제4요추극돌기로부터 차례로 극돌기를 세어올라가 제12, 11흉추극돌기 사이의 높이에서 배내선 상에서 비유를 취혈한다.

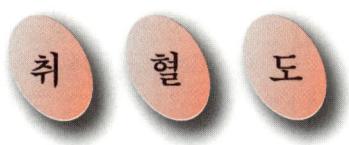

취 혈 도

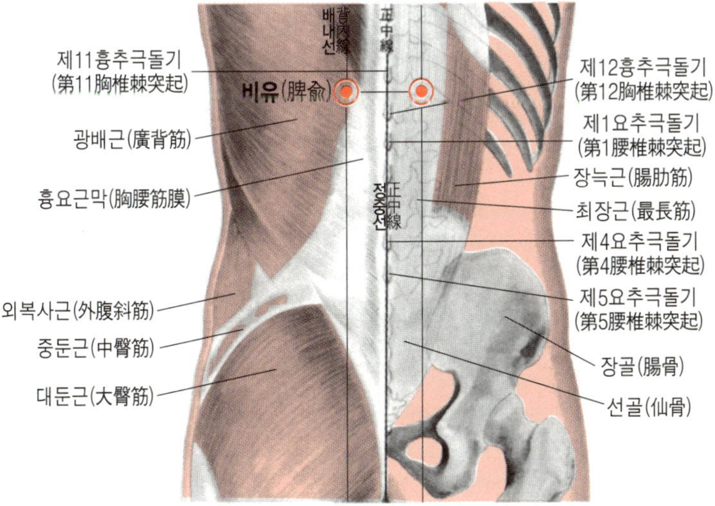

배내선(背內線)
正中線
제11흉추극돌기
(第11胸椎棘突起)
비유(脾兪)
광배근(廣背筋)
흉요근막(胸腰筋膜)
외복사근(外腹斜筋)
중둔근(中臀筋)
대둔근(大臀筋)
정중선(正中線)
제12흉추극돌기
(第12胸椎棘突起)
제1요추극돌기
(第1腰椎棘突起)
장늑근(腸肋筋)
최장근(最長筋)
제4요추극돌기
(第4腰椎棘突起)
제5요추극돌기
(第5腰椎棘突起)
장골(腸骨)
선골(仙骨)

사백
(四白)

족양명위경
足陽明胃經

鍼法:5~10mm 直刺,
15~20mm 斜刺

位置	동공 바로 밑에서 안와(눈구멍) 아랫쪽 1cm 밑에 있다.

主治	삼차신경통 부비강염 안면신경마비, 상치통

取穴法	누운 자세에서 취혈. 동공의 중심(정면을 바라본 상태)을 통과하는 수직선상에서 하안검(밑 속눈썹)위에 손가락을 대면 안와하연(승읍)을 느낄 수 있다. 그밑 1cm 지점에 사백을 취혈한다.

취혈도

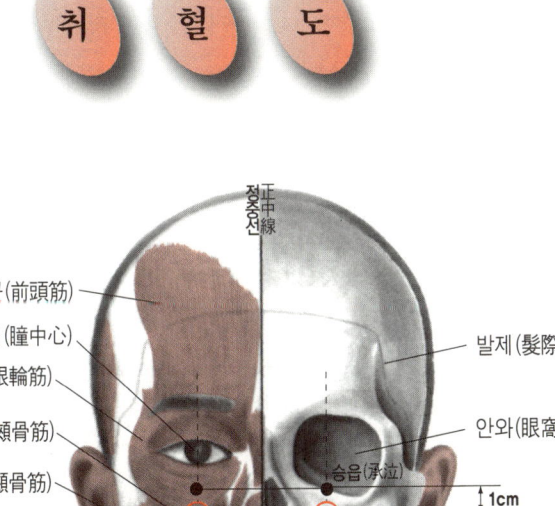

- 전두근(前頭筋)
- 동중심(瞳中心)
- 안륜근(眼輪筋)
- 소협골근(小頰骨筋)
- 대협골근(大頰骨筋)
- 상순권근(上脣拳筋)
- 상순비익권근(上脣鼻翼拳筋)
- 비근(鼻筋)
- 구륜근(口輪筋)
- 구각하제근(口角下制筋)
- 하순하제근(下脣下制筋)

- 정중선/正中線
- 발제(髮際)
- 안와(眼窩)
- 승읍(承泣)
- 1cm
- **사백(四白)**

81

삼간 (三間)

수양명대장경
手陽明大腸經

鍼法:5~10mm 直刺

位置	제2중수골두 윗쪽의 엄지측에 있다.

主治	탄발지 장지관절통

取穴法	제2지(검지)를 편 상태에서 취혈. 제2중수골의 엄지측을 따라 아랫쪽(손가락 앞방향)으로 만져가면 골두부가 두껍게 되어 제2기절골저에서 만든 제2중수지절관절(MP관절)을 느낀다. 이 관절부의 상부(손목방향)에서 제2중수골두가 두껍게 되어 있는, 바로 위의 굽은 바깥쪽(엄지측)에 삼간을 취혈한다.

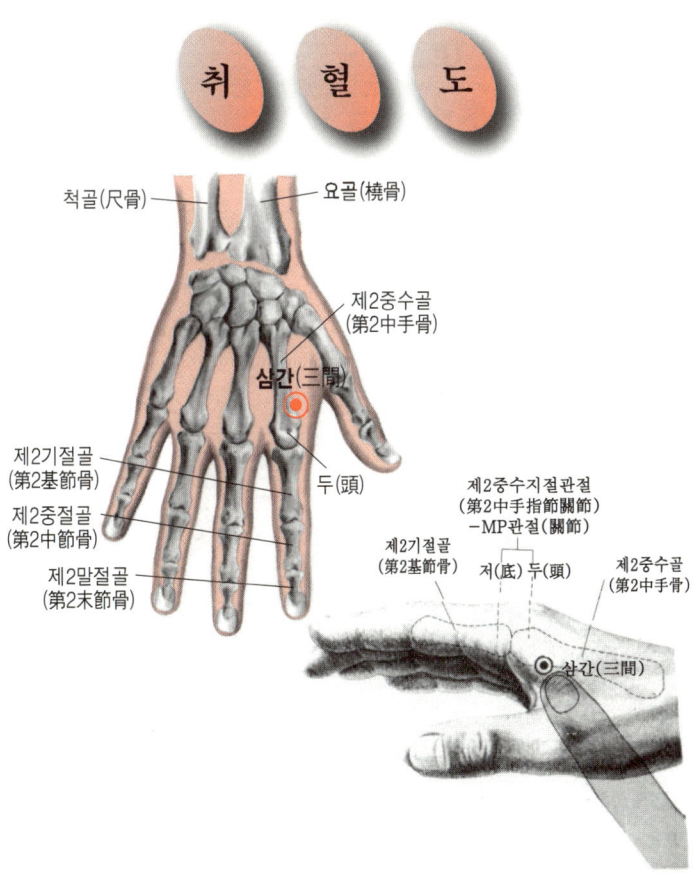

취혈도

삼음교
(三陰交)

족태음비경
足太陰脾經

鍼法:30~40mm 直刺

位置	음릉천과 안쪽 복사뼈의 사이에서 안쪽 복사뼈의 중심으로부터 1/4의 하방 1cm에서, 경골 뒷쪽의 후방 1cm에 있다.

主治	남녀 생식기질환 (월경통) 위장의 이상운동

取穴法	누운 자세에서 대퇴(넓적다리)를 밖으로 돌려 취혈. 경골의 뒷쪽에 엄지손가락을 대고 다른 손가락으로 하퇴(종아리)를 끼우는 것처럼 해서 올리면, 무릎관절열극으로부터 약4cm 아래의 점에서 경골 내측이 나팔상태로 확대되어 있는 것을 느낀다. 이것이 경골내측과이고, 그 뒤아랫쪽에 음릉천을 찾는다. 음릉천과 안쪽 복사뼈의 중심 사이를 4등분해서, 안쪽 복사뼈 중심으로부터 1/4 하방 1cm의 높이에서, 경골 뒷쪽의 후방 1cm에 삼음교를 취혈한다.

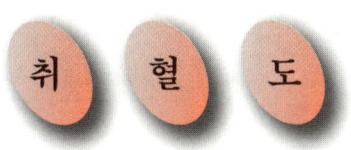

취혈도

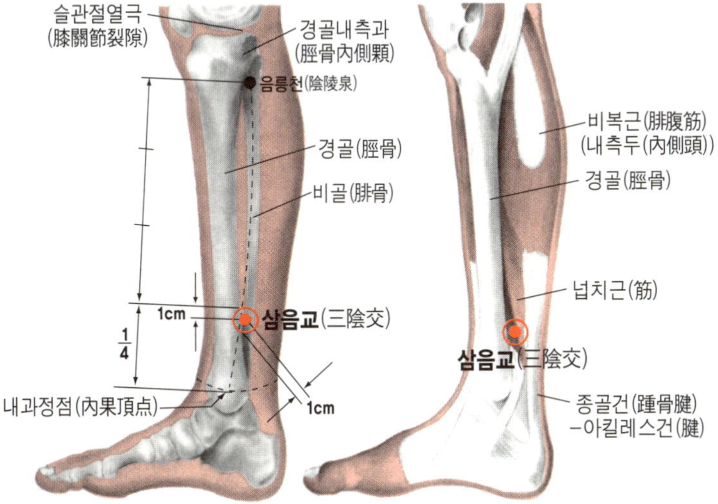

- 슬관절열극 (膝關節裂隙)
- 경골내측과 (脛骨內側顆)
- **음릉천**(陰陵泉)
- 경골(脛骨)
- 비골(腓骨)
- 1cm
- **삼음교**(三陰交)
- $\frac{1}{4}$
- 내과정점(內果頂点)
- 1cm
- 비복근(腓腹筋)(내측두(內側頭))
- 경골(脛骨)
- 넙치근(筋)
- **삼음교**(三陰交)
- 종골건(踵骨腱) ─아킬레스건(腱)

상거허
(上巨虛)

족양명위경
足陽明胃經

鍼法:20~40mm 直刺

位置	독비와 조구의 사이에서, 조구로부터 1/4에 있다.

主治	하리 복통 좌골신경통, 변비

取穴法	누운 자세에서 취혈. 무릎관절을 펴서 힘을 빼고 슬개골의 아랫부위인 골첨을 찾는다. 그 골첨의 약 5mm 아래로 슬개인대 (슬개골과 경골조면의 사이에 세로로 뻗친 강인한 인대) 바깥에 생긴 패인 부위의 중앙에서 독비를 찾는다. (슬개인대 바깥은 무릎을 45° 만큼 굽힐 때 가장 잘 느껴진다) 다음 외과첨점 위로 발관절 앞 부위에 이어진 선상으로 내과 근처의 가장 두꺼운(전경골근건) 바깥 부위에서 해계를 찾는다. 독비와 해계의 중앙에 조구를 찾아서 조구와 독비의 사이를 4등분해서, 조구에서 1/4 높이에 상거허를 취혈한다. 경골앞쪽(정강이)의 바깥 2cm에 해당한다.

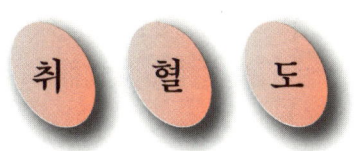

취 혈 도

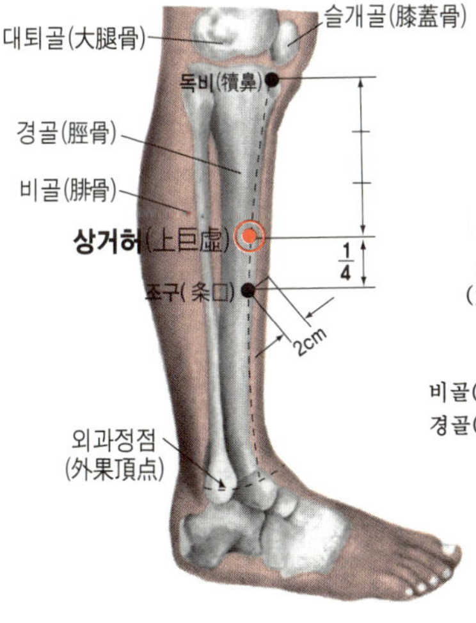

대퇴골(大腿骨)
슬개골(膝蓋骨)
독비(犢鼻)
경골(脛骨)
비골(腓骨)
상거허(上巨虛)
1/4
조구(条口)
2cm
외과정점
(外果頂点)

대퇴골
(大腿骨)
슬개골(膝蓋骨)
골첨(骨尖)
5mm
독비
(犢鼻)
비골(腓骨)
경골(脛骨)
1/2
상거허(上巨虛)
1/4
조구
(条口)
2cm
1/2
외과정점
(外果頂点)
해계(解谿)

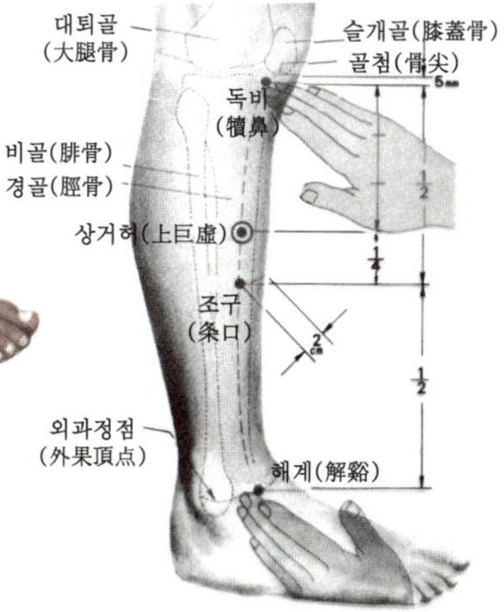

상렴 (上廉)

수양명대장경
手陽明大腸經

鍼法:20~30mm 直刺

位置	곡지와 양계의 사이에서 곡지로 부터 1/4에 있다.

主治	요골신경통 반신불수

取穴法	팔꿈치를 조금 굽혀서 취혈. 팔꿈치 주름의 바깥(엄지손가락쪽) 연장방향에 상완골의 외측 상과를 만져, 그 앞 하부의 근육내에 있는 요골두를 찾는다. 골두 위 바깥쪽으로부터 주름을 따라서 1cm 안쪽(소지측)에 곡지를 찾는다. 다음에 모지와 검지의 사이를 벌려 모지를 강하게 펴면, 수관절 등쪽의 안쪽에 두가닥 힘줄(장모지신근건과 단모지신근건)과 요골 아래의 경상돌기에 둘러있는 깊이 패인곳이 생긴다. 그 음푹 들어간 곳의 중심에서 양계를 찾는다. 곡지와 양계의 사이를 4등분해서 곡지부터 1/4 되는 부위에 있는 상렴을 취혈한다.

취혈도

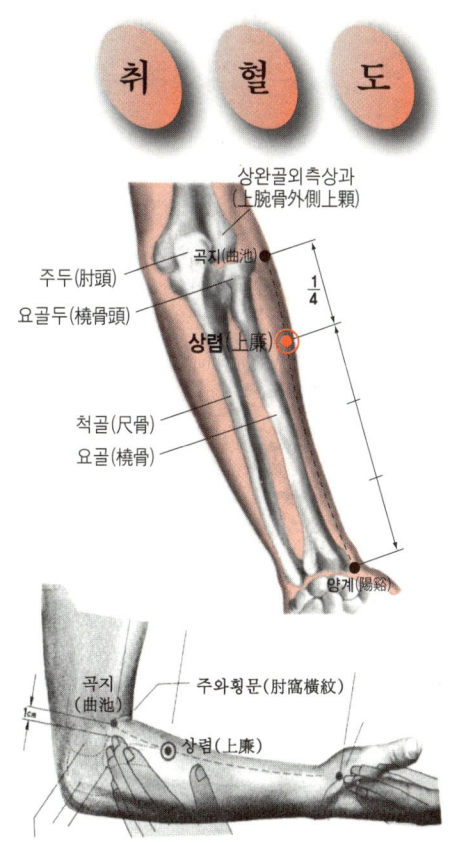

상양 (商陽)

수양명대장경
手陽明大腸經

鍼法:4~6mm 直刺 /瀉血

| 位置 | 검지의 엄지측 손톱모서리로 부터 상방 2mm에 있다. |

| 主治 | 인통 |

| 取穴法 | 검지(시지)를 펴서 취혈.
검지(제2지)의 엄지쪽 손톱모서리로부터 2mm 상방에, 상양을 취혈한다. |

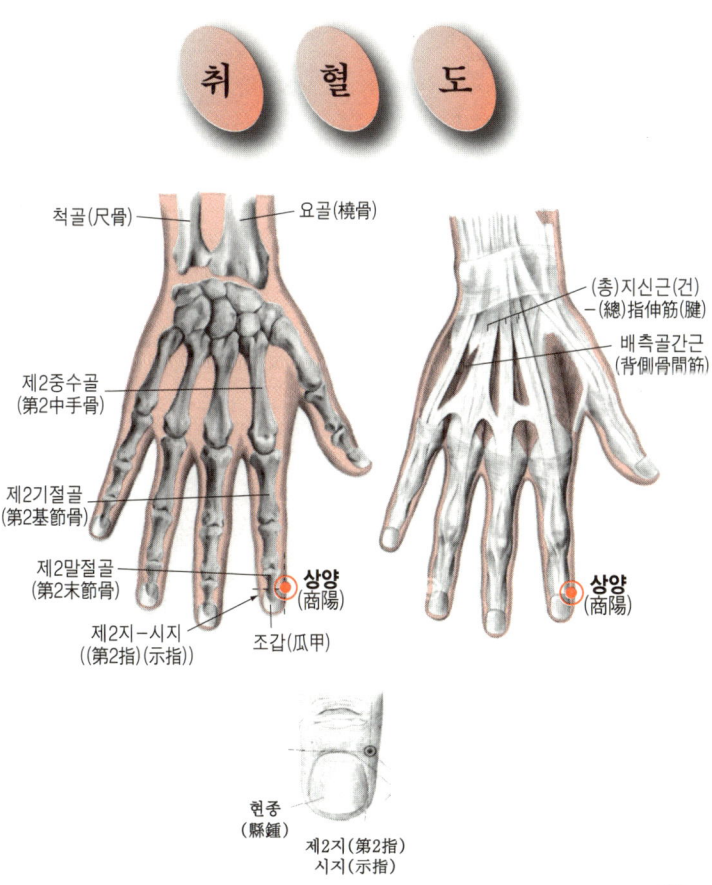

소상 (少商)

수태음폐경
手太陰肺經

鍼法:4~6mm 直刺 /瀉血

位置	엄지손가락 안쪽에서 손톱각으로부터 상방 2mm에 있다.

主治	인통

取穴法	엄지손가락을 펴서 취혈. 엄지손가락 안쪽 손톱모서리로부터 2mm 상방에, 소상을 취혈한다.

취 혈 도

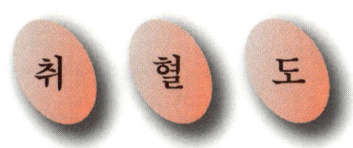

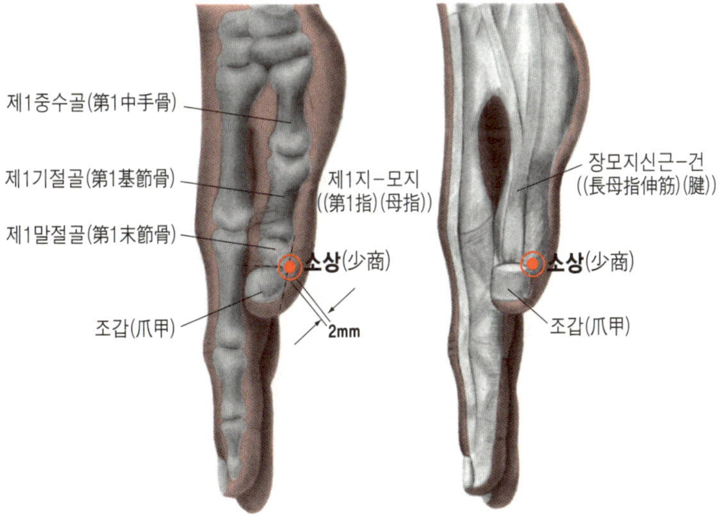

제1중수골(第1中手骨)
제1기절골(第1基節骨)
제1말절골(第1末節骨)
제1지-모지
((第1指)(母指))
소상(少商)
조갑(爪甲)
2mm
장모지신근-건
((長母指伸筋)(腱))
소상(少商)
조갑(爪甲)

소해
(少海)

수소음심경
手少陰心經

鍼法:10~15 直刺

位置	상완골 내측상과로부터 굽은쪽으로 1cm에 있다.

主治	주통, 이명 척골신경의 장해, 만성부비강염, 협심증

取穴法	팔꿈치관절을 약간 굽혀 팔을 밖으로 돌려서 취혈. 팔꿈치의 안쪽(소지측)에 느낄 수 있는 뼈가 상완골 내측상과로서 이 내측상과의 앞 바깥쪽(요골측)에서 팔꿈치주름을 따라 바깥쪽(굽은쪽)으로 거리 1cm의 지점(상완근의 중심)에 소해를 취혈한다.

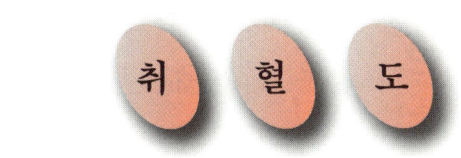

취혈도

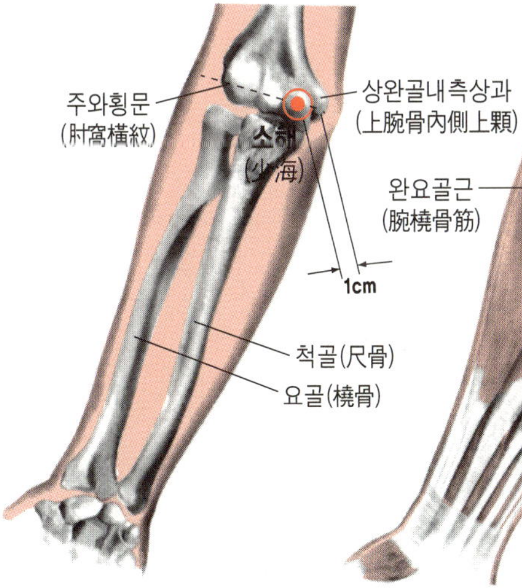

주와횡문(肘窩橫紋) — 상완골내측상과(上腕骨內側上顆)
소해(少海)
완요골근(腕橈骨筋)
1cm
척골(尺骨)
요골(橈骨)

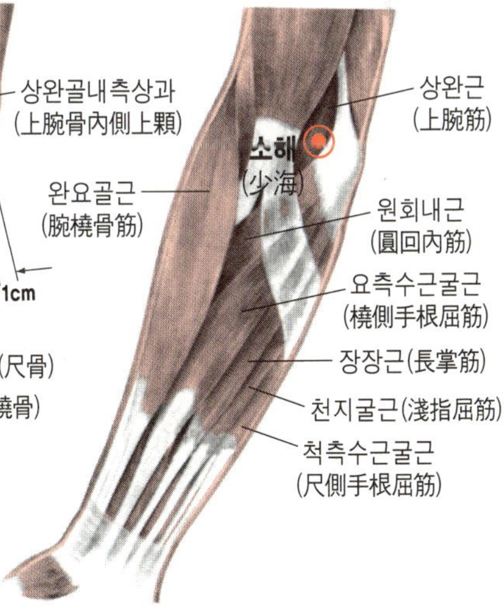

상완근(上腕筋)
소해(少海)
원회내근(圓回內筋)
요측수근굴근(橈側手根屈筋)
장장근(長掌筋)
천지굴근(淺指屈筋)
척측수근굴근(尺側手根屈筋)

속골 (束骨)

족태양방광경
足太陽膀胱經

鍼法:10~15mm 直刺

位置	새끼발가락 중족골두 뒷쪽의 바깥쪽에 있다.

主治	소지기절관절통 요배통

取穴法	누운 자세에서 발을 안으로 돌려서 취혈. 발폭이 가장 넓게 되어 있는 바깥쪽에 돌출한 뼈가 제5중족지절관절에 있다. 이 관절의 전방(발가락 방향)에 제5지의 제5기절골저가 있고, 후방에 제5중족골두가 있다. 이 제5중족골두의 뒷쪽에 속골을 취혈한다.

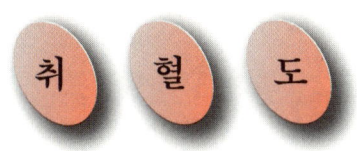

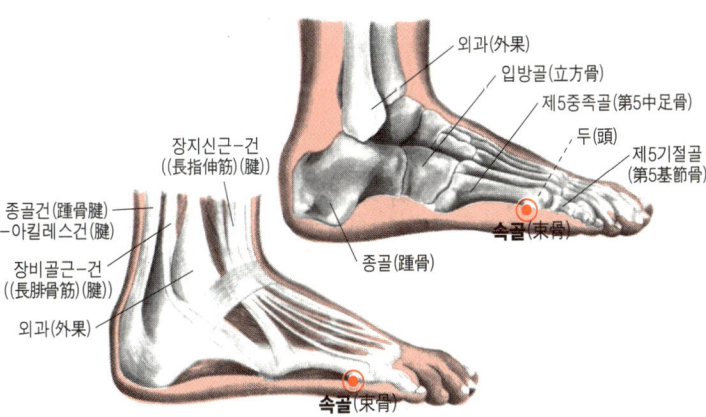

수구 (水溝)

독맥

督脈

鍼法:10~20mm 하→상 橫刺

位置	두부 정중선상의 인중에서 비중격 아랫쪽으로부터 1/3에 있다.

主治	요통 인사불성 안면신경마비

取穴法	엎드린 자세 또는 앉은 자세에서 취혈. 정중선상에서 비중격 아랫부위 부터 입술의 윗부위까지의 피부구(인중)를 3등분하고 비중격 아랫부위부터 1/3되는 부위에 있는 수구를 취혈한다.

취혈도

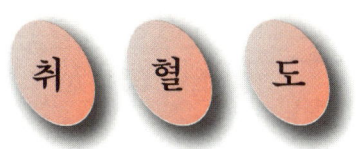

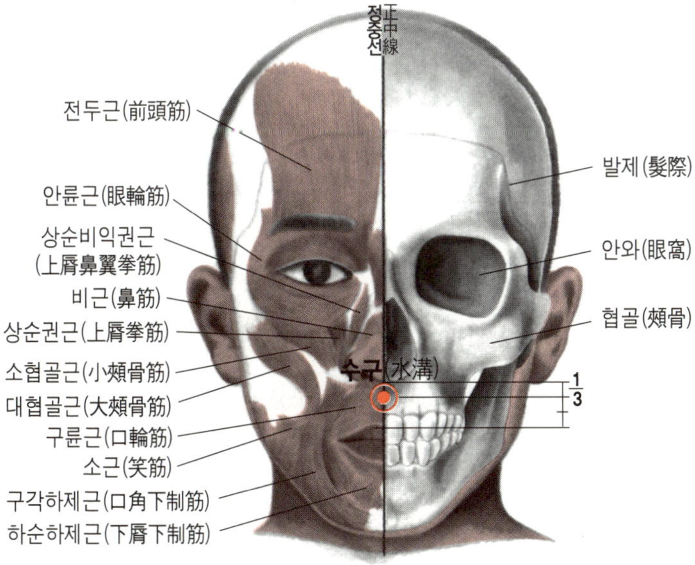

- 전두근(前頭筋)
- 안륜근(眼輪筋)
- 상순비익권근(上脣鼻翼拳筋)
- 비근(鼻筋)
- 상순권근(上脣拳筋)
- 소협골근(小頰骨筋)
- 대협골근(大頰骨筋)
- 구륜근(口輪筋)
- 소근(笑筋)
- 구각하제근(口角下制筋)
- 하순하제근(下脣下制筋)

정중선 / 正中線

- 발제(髮際)
- 안와(眼窩)
- 협골(頰骨)
- 수구(水溝) 1/3

수도 (水道)

족양명위경
足陽明胃經

鍼法:20~30mm 直刺

位置	복간선상에서 천추와 기충의 사이에 기충으로부터 3/8에 있다. (복간선이라는 것은 사타구니선 외측의 돌출한 뼈(상전장골극) 안쪽과 정중선의 중앙을 지나는 수직선)

主治	대하 월경불순 하복통

取穴法	누운 자세로 취혈. 하복부 정중선상을 밑으로 더듬어 내려가면, 음모가 난 가장자리나 중앙에 딱딱한 뼈(치골결합상연)를 느낀다. 치골결합상연의 높이에서, 복간선상에 기충을 찾고, 배꼽중심의 높이에서 천추를 찾는다. 기충과 천추의 사이를 8등분하고, 기충으로부터 3/8의 점에 수도를 취혈한다.

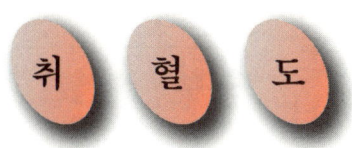

취혈도

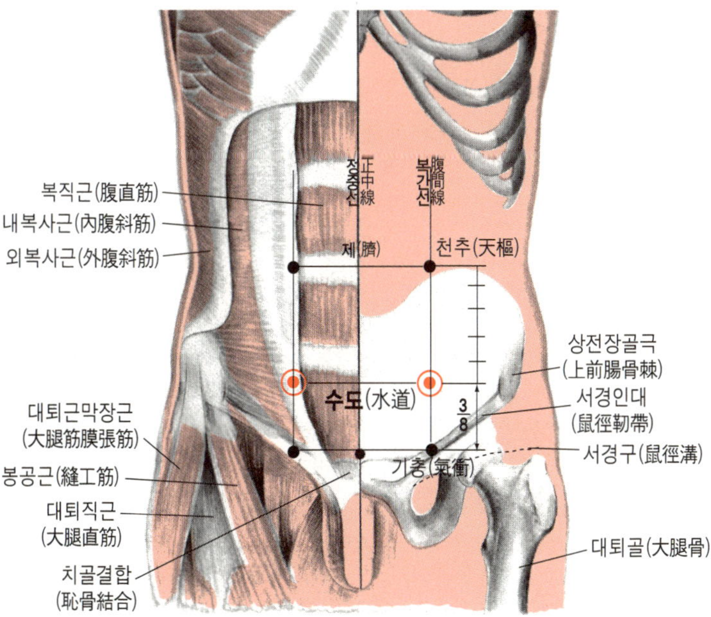

- 복직근(腹直筋)
- 내복사근(內腹斜筋)
- 외복사근(外腹斜筋)
- 정중선(正中線)
- 복개선(腹介線)
- 제(臍)
- 천추(天樞)
- 상전장골극(上前腸骨棘)
- 수도(水道)
- 서경인대(鼠徑靭帶)
- 대퇴근막장근(大腿筋膜張筋)
- 봉공근(縫工筋)
- 대퇴직근(大腿直筋)
- 기충(氣衝)
- 서경구(鼠徑溝)
- 치골결합(恥骨結合)
- 대퇴골(大腿骨)

3/8

101

수분 (水分)

임맥
任脈

鍼法:20~30mm 直刺

位置	정중선상에서 흉골체하연(명치)과 배꼽의 사이에서 신궐로부터 1/8에 있다.

主治	이수효과 (하리, 위내정수, 신염, 복수)

取穴法	누운 자세로 취혈. 좌우의 제7늑연골이 부착한 높이에서 삼각상의 패인 곳의 정점(흉골하각의 정점)에서 흉골체아랫부위를 찾는다. (손가락으로 누르면 그 하부에 검상돌기가 있고, 흉골체 아랫쪽이 층이 되어 느낀다) 이 흉골체 아랫부위와 제중심의 사이를 8등분하고 배꼽중심 부터 1/8되는 부위에 있는 수분을 취혈한다. 또는 흉골체 아랫부위와 배꼽중심의 사이를 4등분하고 배꼽중심 부터 1/4되는 부위에서 하완을 찾는다. 하완과 배꼽중심과의 중앙에 있는 수분을 취혈해도 좋다.

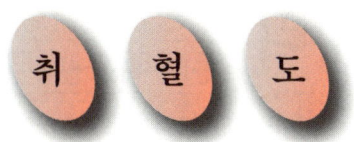

취혈도

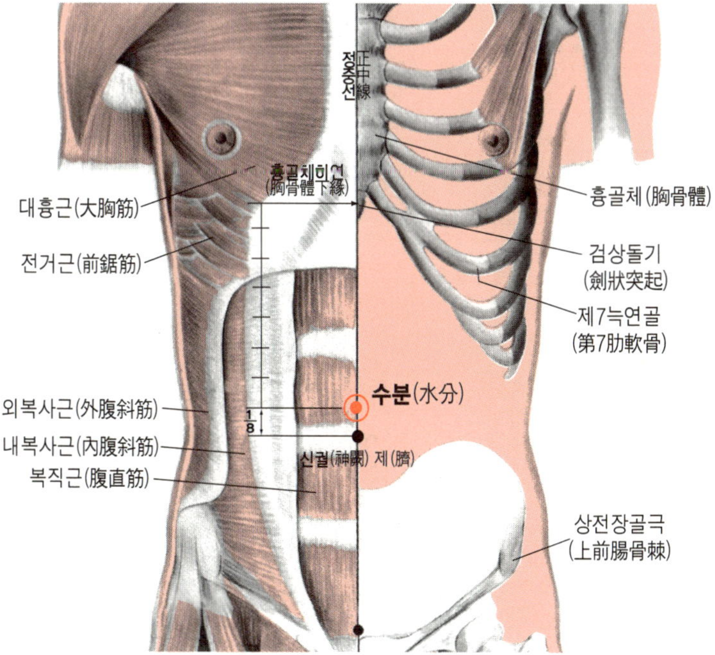

- 대흉근(大胸筋)
- 전거근(前鋸筋)
- 외복사근(外腹斜筋)
- 내복사근(內腹斜筋)
- 복직근(腹直筋)

- 정중선(正中線)
- 흉골체하연(胸骨體下緣)
- 흉골체(胸骨體)
- 검상돌기(劍狀突起)
- 제7늑연골(第7肋軟骨)
- 수분(水分)
- 신궐(神闕) 제(臍)
- 상전장골극(上前腸骨棘)

103

수삼리 (手三里)

수양명대장경
手陽明大腸經

鍼法:10~20mm 直刺

位置	곡지와 양계의 사이에서 곡지로 부터 1/6에 있다.

主治	상지질환(주통) 비질환 치통, 설사

取穴法	팔꿈치를 조금 굽혀서 취혈. 주와횡문의 바깥끝(엄지쪽)의 연장방향에 상완골의 외측상과를 대고 그 앞밑부분의 근육내에 있는 요골두를 더듬어 찾는다. 이 골두의 바깥 윗쪽에서 횡문을 따라 1cm 안쪽(척측)에서 곡지를 찾는다. 다음에 엄지손가락과 검지손가락의 사이를 벌리고 엄지를 힘껏 펴면 수관절 등쪽의 요측에 두가닥의 힘줄(장모지신근건과 단모지신근건)과 요골밑의 경상돌기에 둘러싸인 깊이 패인곳이 생긴다. 이 패인곳의 중심에서 양계를 찾는다. 곡지와 양계의 사이를 6등분하고 곡지로부터 1/6의 점에서 수삼리를 취혈한다.

취 혈 도

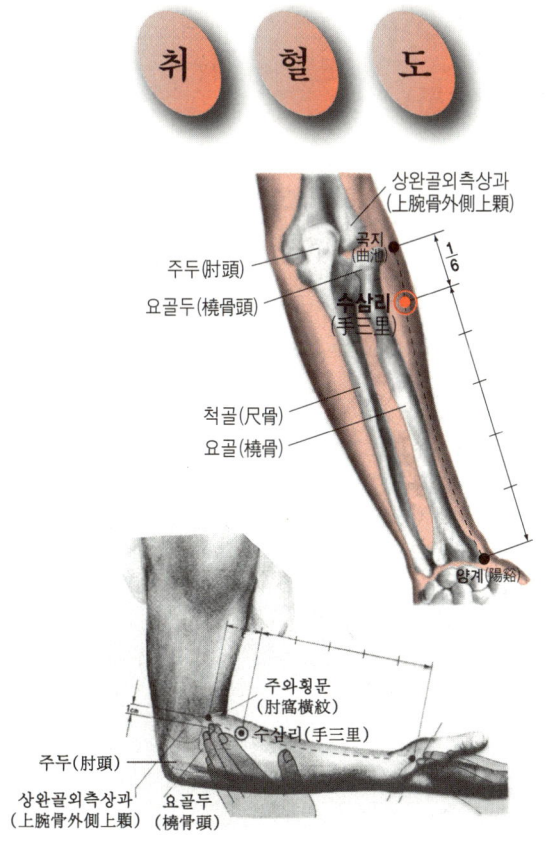

슬양관
(膝陽關)

족소양담경
足少陽膽經

鍼法:30~50mm 直刺

位置	슬관절열극의 높이에 장경인대와 대퇴이두근건의 중앙에 있다.

主治	슬관절통 좌골신경통 대퇴외측통

取穴法	누운 자세로 취혈. 대퇴이두근건(힘줄)은 비골에 부착해 있기 때문에 확인이 용이하다. 그 힘줄의 약 1cm 앞에서 느껴지는 힘줄이 장경인대이다. 이 대퇴 이두근건과 장경인대의 중앙에 슬관절 열극의 높이에서 슬양관을 취혈한다. 슬관절 열극은 대퇴골외측과와 경골외측과의 사이를 깊게 더듬으면 느껴진다.

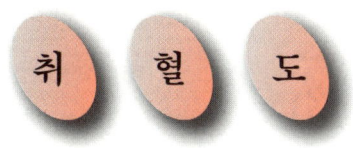

취 혈 도

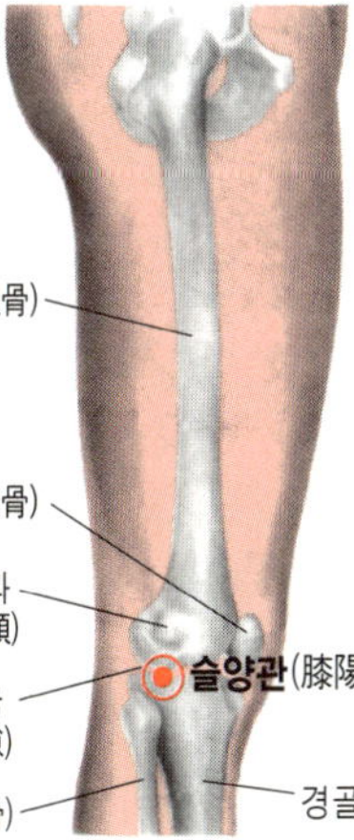

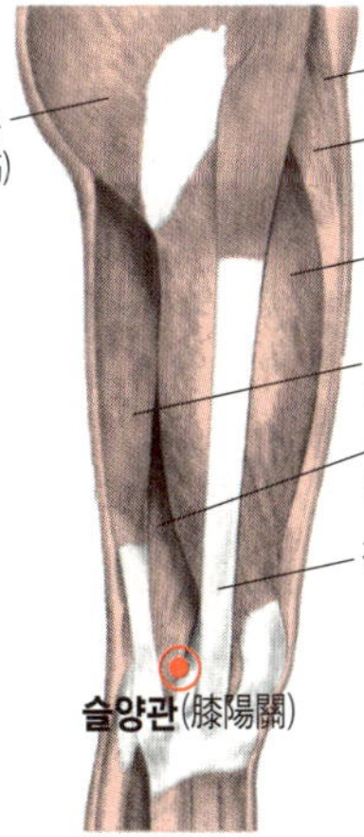

대둔근(大臀筋)
봉공근(縫工筋)
대퇴근막장근(大腿筋膜張筋)
대퇴골(大腿骨)
외측광근(外側廣筋)
장두(長頭)
단두(短頭)
대퇴이두근-건((大腿二頭筋)(腱))
슬개골(膝蓋骨)
대퇴골외측과(大腿骨外側顆)
장경인대(腸脛靭帶)
슬관절열극(膝關節裂隙)
슬양관(膝陽關)
비골(腓骨)
경골(脛骨)
슬양관(膝陽關)

승근 (承筋)

족태양방광경
足太陽膀胱經

鍼法:20~49mm 直刺

位置	위중과 아킬레스건의 후면중앙(바깥 복사뼈의 높이)과의 사이에서 위중으로부터 1/3에 있다.

主治	좌골신경통 간헐성파행증

取穴法	엎드린 자세로 취혈. 무릎안쪽의 중심에 위중을 찾아, 바깥 복사뼈의 정점의 높이를 아킬레스건 상에 연장해 아킬레스건의 후면 중앙에 가점을 찾는다. 위중과 가점의 사이를 3등분해, 위중에서 1/3의 지점에 승근을 취혈한다.

취혈도

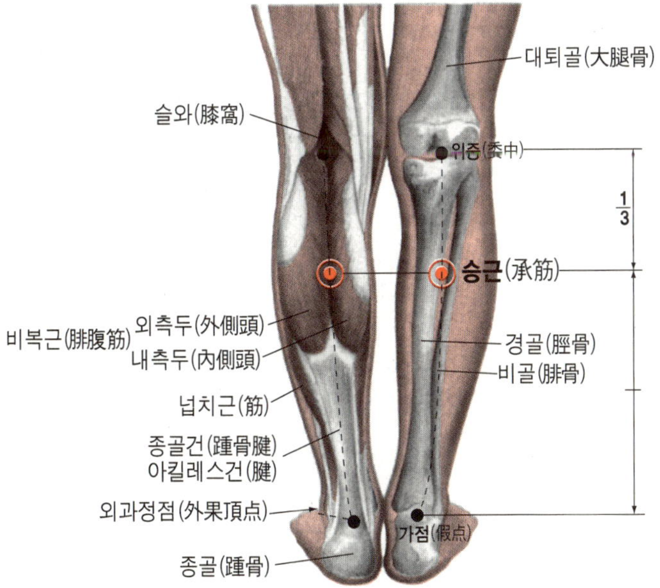

- 대퇴골(大腿骨)
- 슬와(膝窩)
- 위중(委中)
- **승근**(承筋)
- $\frac{1}{3}$
- 비복근(腓腹筋)
- 외측두(外側頭)
- 내측두(內側頭)
- 경골(脛骨)
- 비골(腓骨)
- 넙치근(筋)
- 종골건(踵骨腱)
- 아킬레스건(腱)
- 외과정점(外果頂点)
- 가점(假点)
- 종골(踵骨)

승부 (承扶)

족태양방광경
足太陽膀胱經

鍼法: 20~60mm 直刺

位置	대퇴후면 중선과 둔구와의 교점에 있다.

主治	요통 좌골신경통 치질

取穴法	엎드린 자세로 취혈. 엉덩이의 밑에서 넓적다리에 붙은 횡문(둔구)위를 손가락으로 더듬으면, 심부에 다른 것과는 다른 굳은 근육이 상하로 쭉 연결되어 있다. 발에 힘을 넣어보면 알기 쉽다. 이것이 반건양근이다. 반건양근과 대둔근의 둔구 중앙에, 반응을 보면서 승부를 취혈한다. 심부에는 신체중에서 최대의 좌골 신경이 통과한다.

취 혈 도

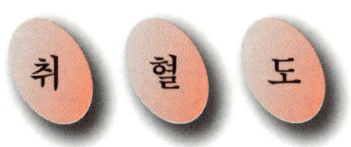

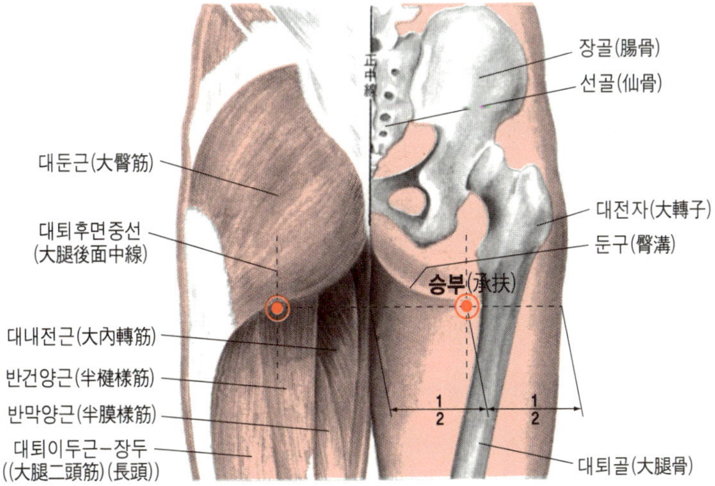

장골(腸骨)
선골(仙骨)
正中線
대둔근(大臀筋)
대전자(大轉子)
대퇴후면중선
(大腿後面中線)
둔구(臀溝)
승부(承扶)
대내전근(大內轉筋)
반건양근(半腱樣筋)
1
2
1
2
반막양근(半膜樣筋)
대퇴이두근-장두
((大腿二頭筋)(長頭))
대퇴골(大腿骨)

승장 (承漿)

임맥

任脈

鍼法:10~20mm 直刺

位置	정중선상에서 아래입술 바로 아래에 있다. (정중선이라는 것은 몸을 좌우대칭으로 나누는 선)
主治	안면신경마비 하치통
取穴法	누운 자세에서 취혈. 정중선상에서 아랫입술의 아래쪽 깊이 패인곳의 중앙에 손가락을 두고, 가장 깊게 패인곳에 승장을 취혈한다.

취혈도

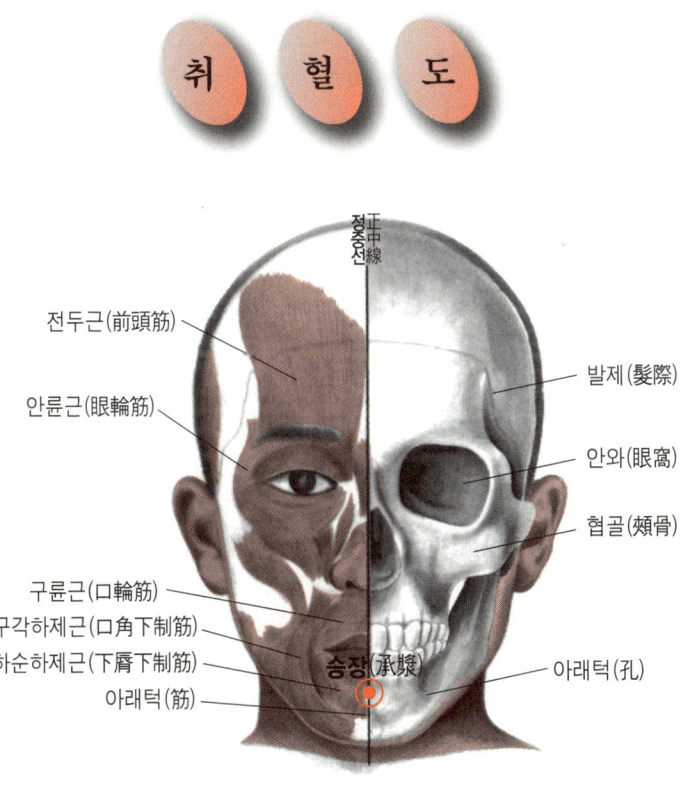

- 전두근(前頭筋)
- 안륜근(眼輪筋)
- 구륜근(口輪筋)
- 구각하제근(口角下制筋)
- 하순하제근(下脣下制筋)
- 아래턱(筋)
- 정중선(正中線)
- 승장(承漿)
- 발제(髮際)
- 안와(眼窩)
- 협골(頰骨)
- 아래턱(孔)

신도 (神道)

독맥
督脈

鍼法:10~20 斜刺

位置	제5, 6흉추극돌기 사이에 있다.

主治	두통 발열 해수, 졸중발작

取穴法	앉은 자세에서 취혈. 목을 앞으로 숙였을때, 가장 윗부분에 돌출한 극돌기인 제7경추(융추)의 극돌기에서 그 바로 아래에 제1흉추극돌기가 있다. 이하, 순서로 극돌기를 세어 내려가고 제5, 제6흉추극돌기 사이의 중앙에 있는 신도를 취혈한다. 극돌기가 뚜렷이 구별되지 않을 때는 등가운데를 둥글게 해서 극돌기를 접촉하기 쉽게 한 상태에서 극돌기의 수를 센다. 취혈은 등을 앞으로 숙이지 말고 행한다.

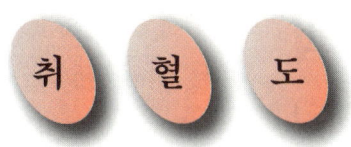

취혈도

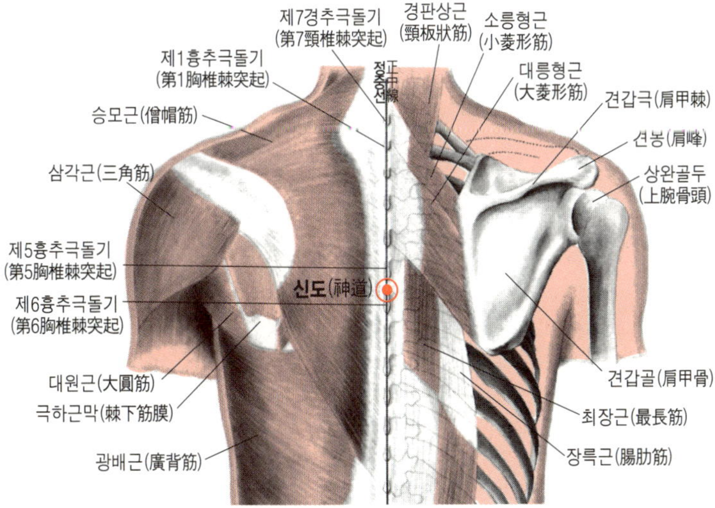

- 제7경추극돌기(第7頸椎棘突起)
- 제1흉추극돌기(第1胸椎棘突起)
- 승모근(僧帽筋)
- 삼각근(三角筋)
- 제5흉추극돌기(第5胸椎棘突起)
- 제6흉추극돌기(第6胸椎棘突起)
- 대원근(大圓筋)
- 극하근막(棘下筋膜)
- 광배근(廣背筋)
- 정중선(正中線)
- 경판상근(頸板狀筋)
- 소릉형근(小菱形筋)
- 대릉형근(大菱形筋)
- 견갑극(肩甲棘)
- 견봉(肩峰)
- 상완골두(上腕骨頭)
- 신도(神道)
- 견갑골(肩甲骨)
- 최장근(最長筋)
- 장륵근(腸肋筋)

115

신맥 (神脈)

족태양방광경
足太陽膀胱經

鍼法:5~10mm하향 斜刺

位置	외과정점(바깥 복사뼈 정점)의 바로 아래 2cm에 있다.

主治	두통 족관절통 현훈

取穴法	누운 자세 또는 엎드린 자세에서 하지를 펴서 취혈. 외과정점의 바로 아래 2cm의 움푹 들어간 곳에, 신맥을 찾는다.

취혈도

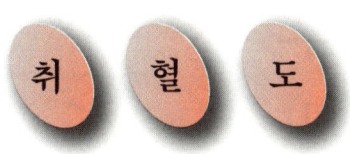

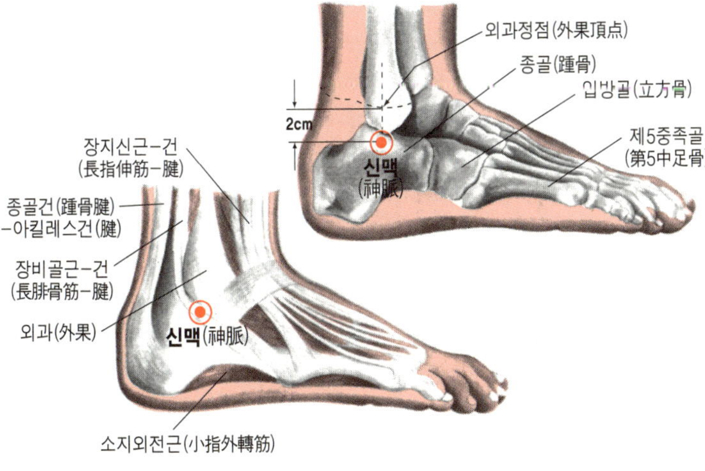

- 외과정점(外果頂点)
- 종골(踵骨)
- 입방골(立方骨)
- 제5중족골(第5中足骨)
- 2cm
- **신맥**(申脈)

- 장지신근-건 (長指伸筋-腱)
- 종골건(踵骨腱) -아킬레스건(腱)
- 장비골근-건 (長腓骨筋-腱)
- 외과(外果)
- **신맥**(申脈)
- 소지외전근(小指外轉筋)

신문 (神門)

수소음심경
手少陰心經

鍼法:5~10mm척측 直刺

位置	손목 주름에서 소지측 수근굴근(건)의 엄지측에 있다.

主治	중추신경계의 진정, 협심증 소아마비, 유뇨 변비, 척골신경의 아픔과 저림

取穴法	손바닥을 위로해서 취혈. 앞팔을 밖으로 돌려서 손바닥을 위로하면 수근골의 안쪽(소지측)에 돌출한 뼈가 두상골로서 척측수근굴근건이 부착해 있다. 그 두상골 바로 위의 수관절 횡문위에 척측수근굴근건의 굽은쪽(모지측)의 얕게 움푹들어간 중심에 있는 신문을 취혈한다.

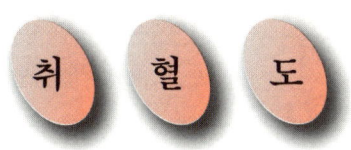

취혈도

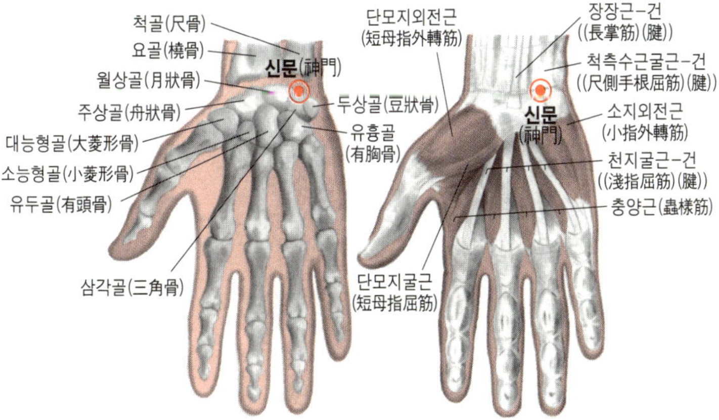

- 척골(尺骨)
- 요골(橈骨)
- 월상골(月狀骨)
- **신문**(神門)
- 주상골(舟狀骨)
- 대능형골(大菱形骨)
- 소능형골(小菱形骨)
- 유두골(有頭骨)
- 삼각골(三角骨)
- 두상골(豆狀骨)
- 유흉골(有胸骨)
- 단모지외전근(短母指外轉筋)
- 단모지굴근(短母指屈筋)
- 장장근-건(長掌筋)(腱)
- 척측수근굴근-건(尺側手根屈筋)(腱)
- **신문**(神門)
- 소지외전근(小指外轉筋)
- 천지굴근-건(淺指屈筋)(腱)
- 충양근(蟲樣筋)

신유 (腎兪)

족태양방광경
足太陽膀胱經

鍼法:30~40mm척추→ 直刺

位置	배내선상에서, 제2, 3요추극돌기 사이의 높이에 있다. (배내선이라는 것은 견갑골의 안쪽과 정중선의 중앙을 지나는 수직선)

主治	신질환, 요통 생식기질환 (월경부조, 성교불능), 고혈압증, 이명

取穴法	엎드린 자세로 취혈. 좌우 장골릉의 가장 높은 부위를 연결한 선을 야코비선이라 하고, 이 선은 거의 제4요추극돌기 상을 통과한다. 요추는 성인의 경우 약 3cm의 높이를 갖고 있으므로 착오가 없도록 세어 (제1요추의 위가 제12흉추) 제3, 제2요추극돌기 사이의 높이에서, 배내선상에 신유를 취혈한다.

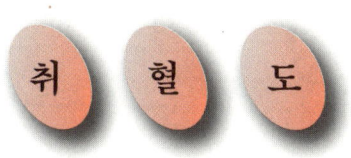

취혈도

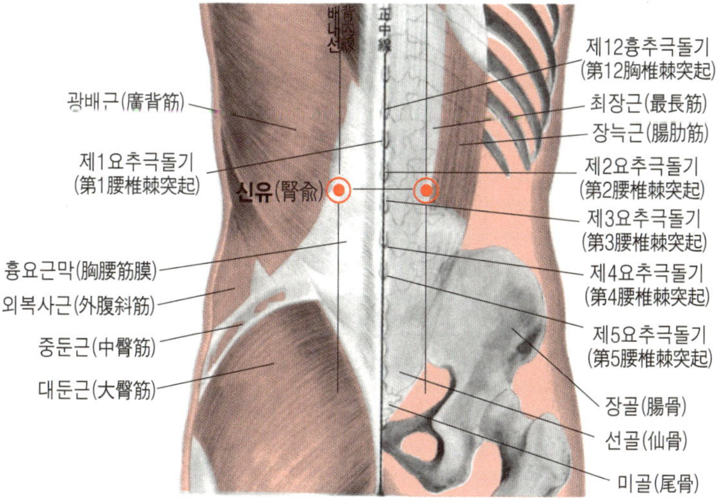

- 광배근(廣背筋)
- 제1요추극돌기(第1腰椎棘突起)
- 신유(腎兪)
- 흉요근막(胸腰筋膜)
- 외복사근(外腹斜筋)
- 중둔근(中臀筋)
- 대둔근(大臀筋)

- 제12흉추극돌기(第12胸椎棘突起)
- 최장근(最長筋)
- 장늑근(腸肋筋)
- 제2요추극돌기(第2腰椎棘突起)
- 제3요추극돌기(第3腰椎棘突起)
- 제4요추극돌기(第4腰椎棘突起)
- 제5요추극돌기(第5腰椎棘突起)
- 장골(腸骨)
- 선골(仙骨)
- 미골(尾骨)

신정 (神庭)

독맥
督脈

鍼法:10~15mm 斜刺

位置	머리 정중선상에서 앞머리 끝에 있다. (정중선이라는 것은 몸을 좌우대칭으로 나누는 선)

主治	비폐 구기

取穴法	앉은 자세에서 취혈. 두부 정중선상의 앞머리 끝에 신정을 취혈한다.

취 혈 도

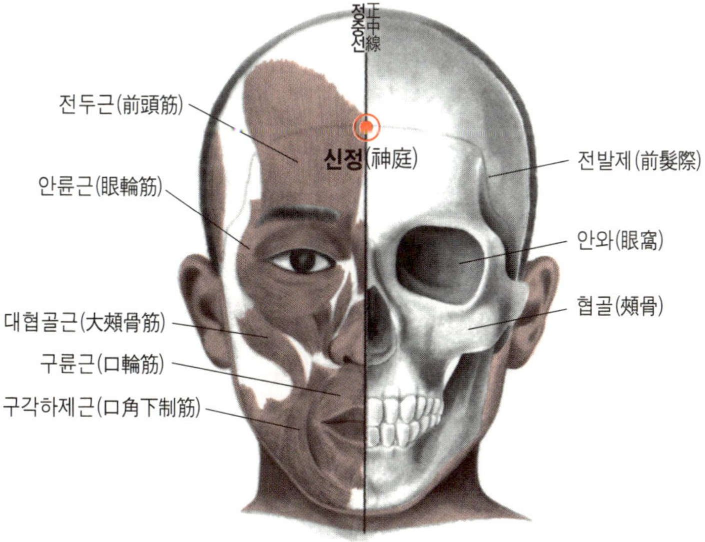

正中線
정중선

- 전두근(前頭筋)
- 신정(神庭)
- 안륜근(眼輪筋)
- 전발제(前髮際)
- 안와(眼窩)
- 대협골근(大頰骨筋)
- 협골(頰骨)
- 구륜근(口輪筋)
- 구각하제근(口角下制筋)

123

신주 (身柱)

독맥

督脈

鍼法:15~20mm위로 斜刺

位置	제3, 4흉추극돌기 사이에 있다.

主治	신경질환 호흡기질환 소아병일절, 감기, 두중

取穴法	앉은 자세로 취혈. 목을 앞으로 숙였을 때, 최상위에 돌출한 극돌기가 제7경추(융추)의 극돌기이고 그 바로 아래가 제1흉추극돌기이다. 이하, 순서로 극돌기를 세어 내려가 제3, 4흉추극돌기 사이의 중앙에 신주를 취혈한다.

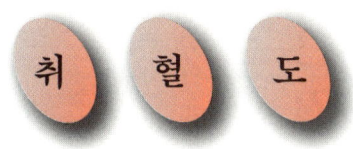

취 혈 도

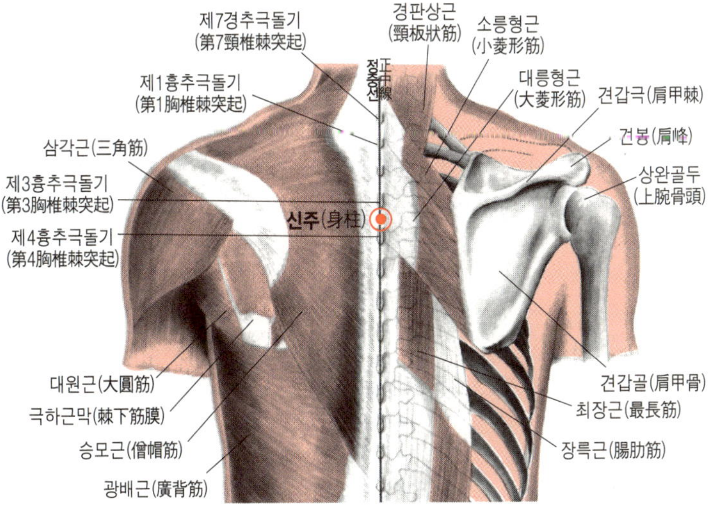

- 제7경추극돌기(第7頸椎棘突起)
- 경판상근(頸板狀筋)
- 소릉형근(小菱形筋)
- 제1흉추극돌기(第1胸椎棘突起)
- 대릉형근(大菱形筋)
- 견갑극(肩甲棘)
- 삼각근(三角筋)
- 견봉(肩峰)
- 제3흉추극돌기(第3胸椎棘突起)
- 상완골두(上腕骨頭)
- 신주(身柱)
- 제4흉추극돌기(第4胸椎棘突起)
- 정중선(正中線)
- 대원근(大圓筋)
- 견갑골(肩甲骨)
- 극하근막(棘下筋膜)
- 최장근(最長筋)
- 승모근(僧帽筋)
- 장륵근(腸肋筋)
- 광배근(廣背筋)

125

안면
(安眠)

鍼法: 20~30mm직자

位置	예풍혈과 풍지혈을 잇는 선의 중점.

主治	불면, 현훈 심계항진, 정신병 히스테리

取穴法	귓불 뒤에서 예풍을 취혈하고 풍지와의 중앙에 안면을 취혈한다.

취혈도

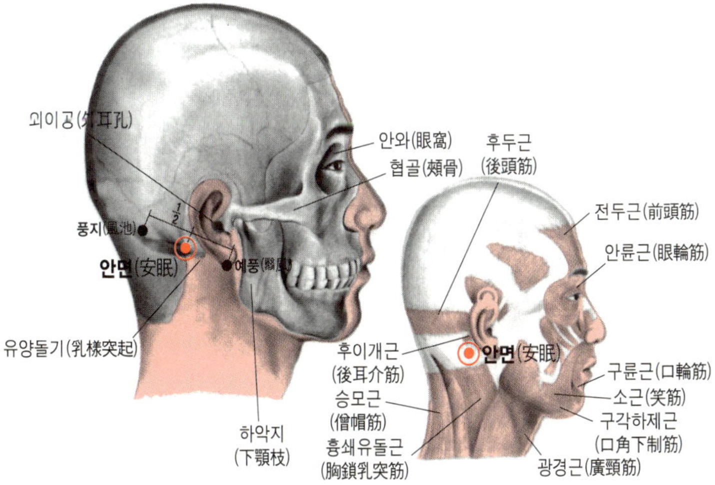

- 외이공(外耳孔)
- 안와(眼窩)
- 협골(頰骨)
- 후두근(後頭筋)
- 풍지(風池)
- 전두근(前頭筋)
- **안면(安眠)**
- 예풍(翳風)
- 안륜근(眼輪筋)
- 유양돌기(乳樣突起)
- 후이개근(後耳介筋)
- **안면(安眠)**
- 구륜근(口輪筋)
- 소근(笑筋)
- 구각하제근(口角下制筋)
- 하악지(下顎枝)
- 승모근(僧帽筋)
- 흉쇄유돌근(胸鎖乳突筋)
- 광경근(廣頸筋)

127

양계
(陽 谿)

수양명대장경
手陽明大腸經

鍼法:5~20mm 直刺

| 位置 | 수관절의 길게 뻗은 단모지신근건의 패인곳 중심에 있다. |

| 主治 | 모지통
건초염
수관절통, 두통 |

| 取穴法 | 손등을 위로해서 취혈.
손등을 위로하고 엄지손가락과 검지사이를 벌려 엄지를 강하게 펴면 수관절 등쪽의 패인곳에 두 가닥의 힘줄과 요골하단의 경상돌기로 둘러싸인 깊게 패인곳이 생긴다. 이 패인곳 중심에서 양계를 취혈한다. |

취 혈 도

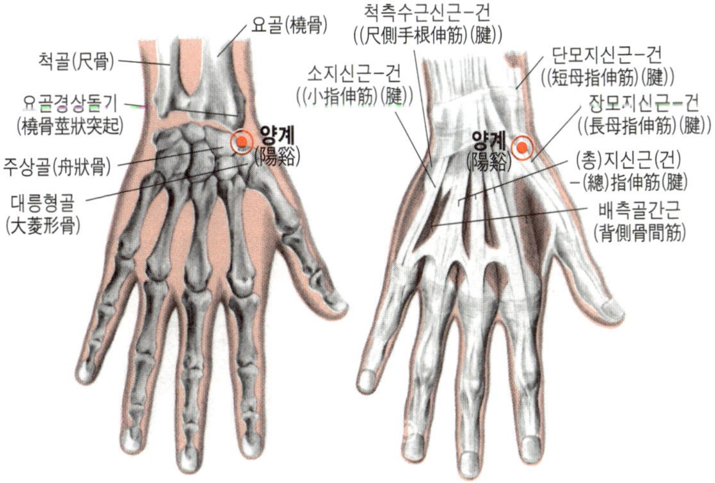
요골(橈骨)
척골(尺骨)
요골경상돌기
(橈骨莖狀突起)
양계
(陽谿)
주상골(舟狀骨)
대릉형골
(大菱形骨)
척측수근신근-건
((尺側手根伸筋)(腱))
소지신근-건
((小指伸筋)(腱))
단모지신근-건
((短母指伸筋)(腱))
장모지신근-건
((長母指伸筋)(腱))
양계
(陽谿)
(총)지신근(건)
-(總)指伸筋(腱)
배측골간근
(背側骨間筋)

양곡 (陽谷)

수태양소장경
手太陽小腸經

鍼法:5~10mm약간 直刺

位置	수관절 손등면 소지측에서 척골 경상돌기의 아랫쪽에 있다.

主治	수관절통 척골신경마비

取穴法	손목등을 위로해서 취혈. 수관절 등쪽의 척골하단에 융기한 척골두에서 소지측(내측) 밑으로 늘어진 돌기가 경상돌기이다. 이 돌기아래끝(여기는 손목등에서 가장 안쪽에 해당하고 피부 밑에는 신근지대가 있다)에서 양곡을 취혈한다.

취혈도

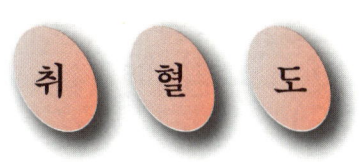

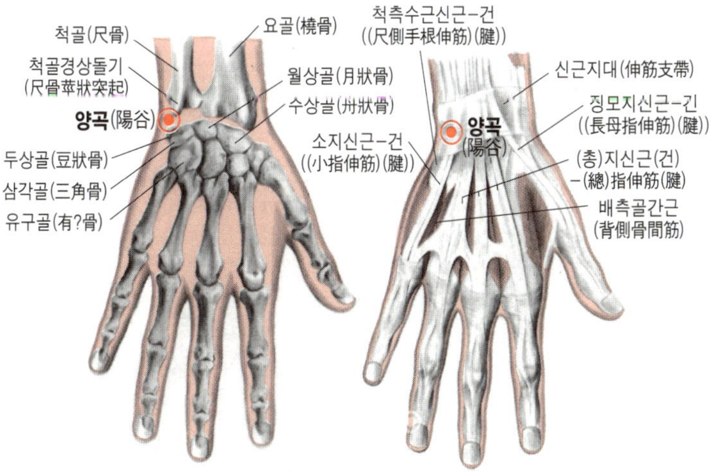

- 척골(尺骨)
- 척골경상돌기 (尺骨莖狀突起)
- **양곡**(陽谷)
- 두상골(豆狀骨)
- 삼각골(三角骨)
- 유구골(有?骨)
- 요골(橈骨)
- 월상골(月狀骨)
- 수상골(舟狀骨)
- 소지신근-건 ((小指伸筋)(腱))
- 척측수근신근-건 ((尺側手根伸筋)(腱))
- 신근지대(伸筋支帶)
- 장모지신근-건 ((長母指伸筋)(腱))
- **양곡**(陽谷)
- (총)지신근(건) (-(總)指伸筋(腱))
- 배측골간근 (背側骨間筋)

양구 (梁丘)

족양명위경
足陽明胃經

鍼法:20~30mm 直刺

位置	슬개골 바깥 윗쪽과 음시의 사이에서 음시로부터 1/3에 있다.

主治	위장관의 운동을 진정시킨다(복통, 하리), 슬의 통증

取穴法	무릎을 펴고 누운자세에서 취혈. 하복부의 바깥쪽에서 느끼는 상전장골극의 밑쪽을 찾고, 다음에 슬개골 바깥 윗쪽(골저)의 외각을 찾는다. 다시 상전장골극 밑과 슬개골 바깥 윗쪽의 사이를 6등분하고 슬개골 바깥 윗쪽으로부터 1/6의 지점에 음시를 찾는다. 슬개골 바깥 윗쪽과 음시의 사이를 3등분하고 음시로부터 1/3의 지점에 양구를 취혈한다.

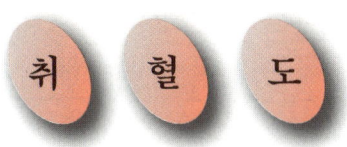

취혈도

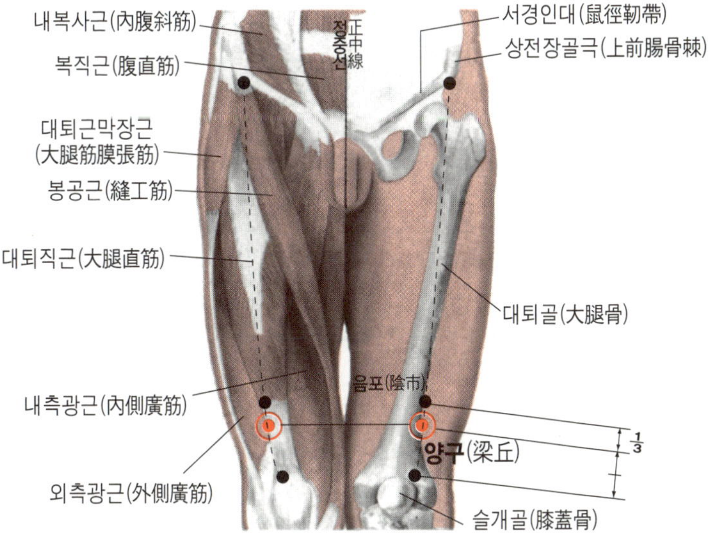

- 내복사근(內腹斜筋)
- 복직근(腹直筋)
- 대퇴근막장근(大腿筋膜張筋)
- 봉공근(縫工筋)
- 대퇴직근(大腿直筋)
- 내측광근(內側廣筋)
- 외측광근(外側廣筋)
- 정중선(正中線)
- 서경인대(鼠徑靭帶)
- 상전장골극(上前腸骨棘)
- 대퇴골(大腿骨)
- 음포(陰市)
- **양구(梁丘)**
- 슬개골(膝蓋骨)

$\frac{1}{3}$

양로 (養老)

수태양소장경
手太陽小腸經

鍼法:20~30mm내관쪽 斜刺

位置	척골두 윗쪽의 소지측에 있다.

主治	상완신경통 시력감약

取穴法	손등을 위로하고 취혈. 손등의 척골 밑쪽에 융기한 척골두의 바로 위에 척측(새끼손가락쪽)의 밑으로 패인 빈곳의 가운데에 있는 양로를 취혈한다.

취혈도

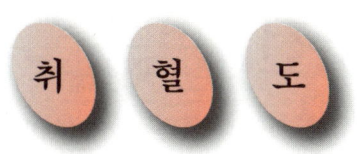

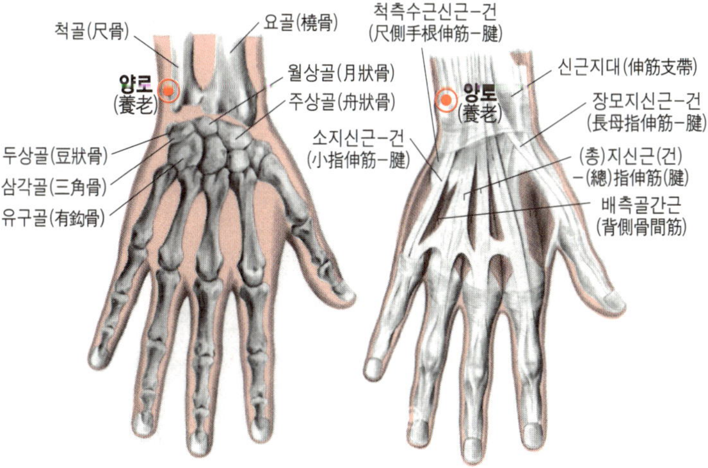

- 척골(尺骨)
- 요골(橈骨)
- 척측수근신근-건(尺側手根伸筋-腱)
- **양로**(養老)
- 월상골(月狀骨)
- 주상골(舟狀骨)
- 신근지대(伸筋支帶)
- **양로**(養老)
- 장모지신근-건(長母指伸筋-腱)
- 두상골(豆狀骨)
- 삼각골(三角骨)
- 유구골(有鈎骨)
- 소지신근-건(小指伸筋-腱)
- (총)지신근(건)-(總)指伸筋(腱)
- 배측골간근(背側骨間筋)

양릉천
(陽陵泉)

족소양담경
足少陽膽經

鍼法:20mm~60mm 直刺 로 경골후연을 향하여 斜刺

位置	비골두의 앞 아랫쪽에 있다.

主治	간담계질환 (담낭염) 흉협통, 요통, 하지통(슬통), 반신불수

取穴法	누운 자세에서 취혈. 하퇴의 바깥쪽을 손바닥으로 문지르면서 윗쪽으로 가면 무릎의 관절에 이르기전 둥글고 작은 2cm 크기의 뼈를 느낀다. 이것이 비골두이다. 비골두의 앞 아랫쪽에서 장비골근이 시작되는 부분의 앞쪽에 패인곳의 중심에서 양릉천을 취혈한다.

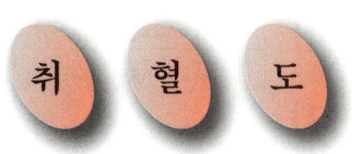

취 혈 도

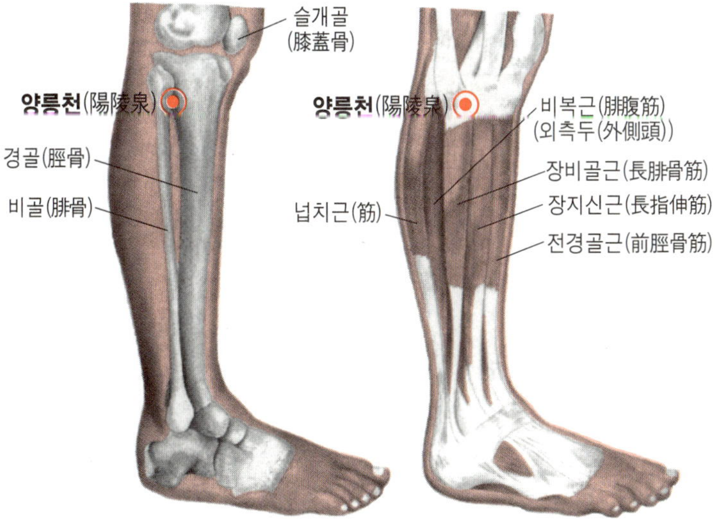

- 슬개골(膝蓋骨)
- **양릉천**(陽陵泉)
- 경골(脛骨)
- 비골(腓骨)
- **양릉천**(陽陵泉)
- 비복근(腓腹筋)(외측두(外側頭))
- 장비골근(長腓骨筋)
- 넙치근(筋)
- 장지신근(長指伸筋)
- 전경골근(前脛骨筋)

양백 (陽白)

족소양담경
足少陽膽經

鍼法:5~10mm어요→ 橫刺 투과

| 位置 | 동공의 바로 위에서, 눈썹의 상방 2cm에 있다. |

| 主治 | 삼차신경통
안과질환
안면신경마비 |

| 取穴法 | 앉은 자세에서 전방을 보면서 취혈.
전방을 똑바로 주시할 때 동공을 통과하는 수직선상에서 눈썹 윗쪽으로 2cm 윗쪽을 손가락으로 만지면 앞이마가 부풀어 올라온 것을 느낀다. 그 부풀은 곳 바로 밑에서 양백을 취혈한다. |

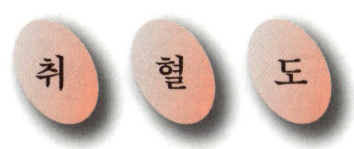

취혈도

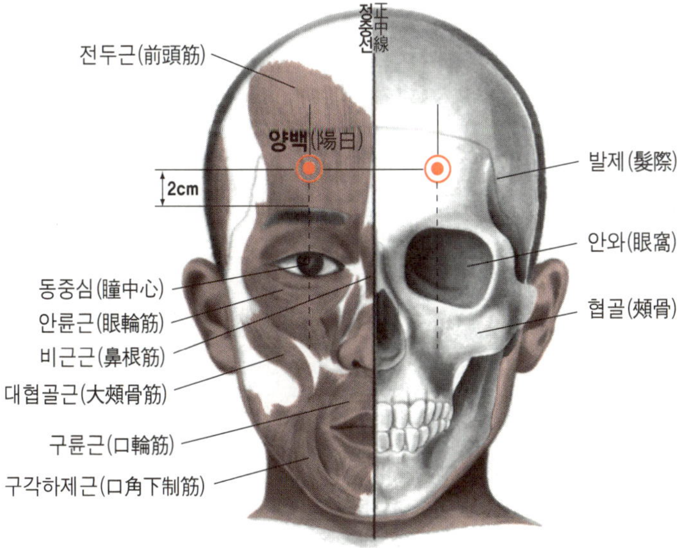

- 정중선(正中線)
- 전두근(前頭筋)
- **양백(陽白)**
- 발제(髮際)
- 2cm
- 안와(眼窩)
- 동중심(瞳中心)
- 안륜근(眼輪筋)
- 비근근(鼻根筋)
- 협골(頰骨)
- 대협골근(大頰骨筋)
- 구륜근(口輪筋)
- 구각하제근(口角下制筋)

양보
(陽 輔)

족소양담경
足少陽膽經

鍼法:20~30mm 直刺

位置	광명과 현종의 중앙에 있다.

主治	족관절통 족배통 두통, 복통, 각기

取穴法	누운 자세로 취혈. 하퇴(종아리)의 외측을 손바닥으로 문지르면서 윗쪽으로 가면 무릎의 관절열극에 이르기전 둥글고 작은 2cm 크기의 뼈를 느낀다. 이것이 비골두이다. 비골두 윗쪽과 복사뼈의 사이를 3등분하고 복사뼈로부터 1/3의 곳에서 광명을 찾는다. 다시 비골두 윗쪽과 외과정점의 사이를 5등분하고 외과정점에서 1/5의 곳에 현종을 찾는다. 광명과 현종의 중앙에 양보를 취혈한다.

취혈도

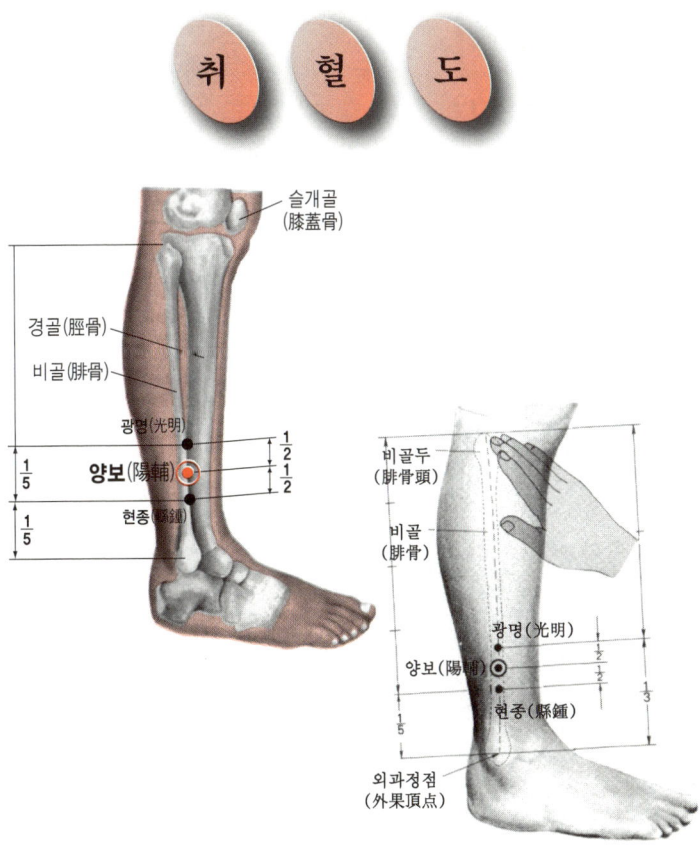

양지
(陽池)

수소양삼초경
手少陽三焦經

鍼法:5~10mm 直刺, 수관절질환 좌우 橫刺

位置	수관절 등쪽 주름중에서, 총지신근과 소지신근건 사이에 있다.

主治	손목의 동통 관절류마치스 건초염

取穴法	손목등쪽을 위로해서 취혈. 손의 제5지를 강하게 신전하면 손목의 등쪽에 신근건이 부상한다. 그중에 제2, 3, 4 손가락의 건은 손목에서 3개의 묶음으로 되어 (총) 지신근건을 이루고, 제5손가락의 건은 조금 떨어져 새끼손가락 신근건으로 되어 손목의 관절부에서 얕게 패인곳을 만들고 있다. 이 패인곳 중에서 (총) 지신근건 가까이의 척골하단의 바로 밑에서 양지를 취혈한다.

취혈도

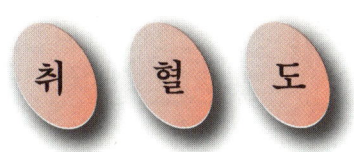

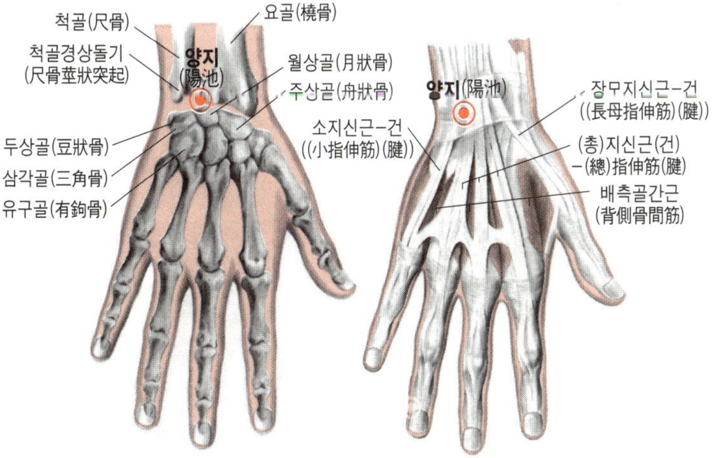

- 척골(尺骨)
- 척골경상돌기(尺骨莖狀突起)
- **양지**(陽池)
- 요골(橈骨)
- 월상골(月狀骨)
- 주상골(舟狀骨)
- 두상골(豆狀骨)
- 삼각골(三角骨)
- 유구골(有鉤骨)
- 소지신근-건((小指伸筋)(腱))
- **양지**(陽池)
- 장모지신근-건((長母指伸筋)(腱))
- (총)지신근(건) -(總)指伸筋(腱)
- 배측골간근(背側骨間筋)

어제
(漁際)

수태음폐경
手太陰肺經

鍼法:10~20mm 直刺

位置	제1중수골의 중앙에서 손바닥 엄지측에 있다.

主治	모지통 모지건초염

取穴法	엄지를 가볍게 펴서 취혈. 제1중수골의 중앙 외측에서, 손바닥과 손등의 피부 경계보다 약간 손바닥쪽에서 어제를 취혈한다.

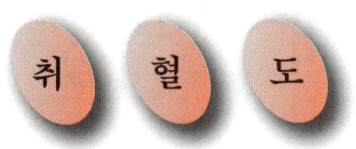

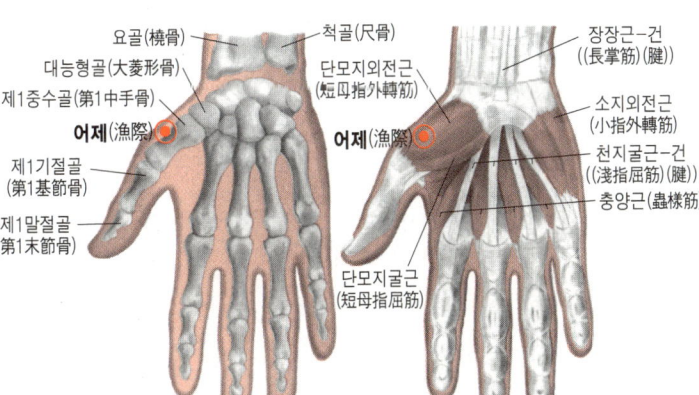

여태
(厲兌)

족양명위경
足陽明胃經

鍼法:2~6mm 直刺

位置	발의 제2지 외측에서 발톱으로부터 후방 2cm에 있다.

主治	차멀미 소화불량

取穴法	발가락을 자연스럽게 펴서 취혈. 두번째 발가락의 외측(5지측)에서 발톱끝의 조금(2mm정도) 후방에 여태를 취혈한다.

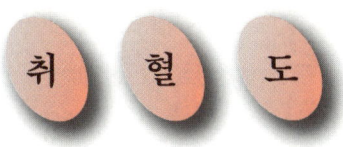

취혈도

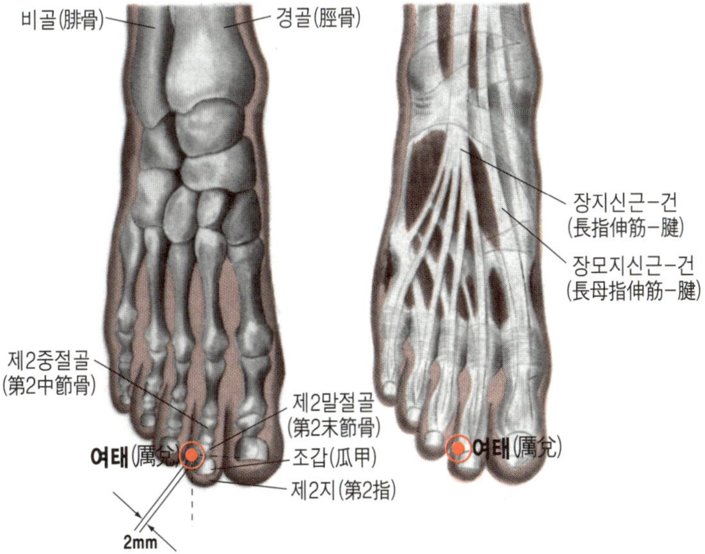

- 비골(腓骨)
- 경골(脛骨)
- 장지신근-건 (長指伸筋-腱)
- 장모지신근-건 (長母指伸筋-腱)
- 제2중절골 (第2中節骨)
- 제2말절골 (第2末節骨)
- **여태**(厲兌)
- 조갑(瓜甲)
- 제2지(第2指)
- 2mm
- **여태**(厲兌)

147

열결
(列缺)

수태음폐경
手太陰肺經

鍼法:10~20mm주관절→ 斜刺,
건초염 외방→ 斜刺

位置	척택과 태연의 사이에서 태연으로부터 1/8에 있다.

主治	치통 두통

取穴法	전완전면을 위로해서 취혈. 주와에 생기는 횡문선상의 거의 중앙에 가볍게 손가락을 놓고, 밑으로 이어지는 조금 두꺼운 한 줄기의 힘줄을 느낀다. 이것이 상완이두근(알통을 형성하는 근육)힘줄로 이건의 요측(엄지손가락쪽)의 얕게 패인곳의 중앙에 척택을 찾는다. 다음에 수관절 바닥면의 요골경상돌기의 내측을 통하는 요골동맥 위에서 손목의 횡문과 교차하는 점(요골하단과 주상골과의 관절 사이에 해당한다)에 태연을 찾는다. 척택과 태연의 사이를 8등분하고 태연에서 1/8의 점에 열결을 취혈한다.

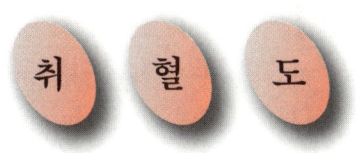

취혈도

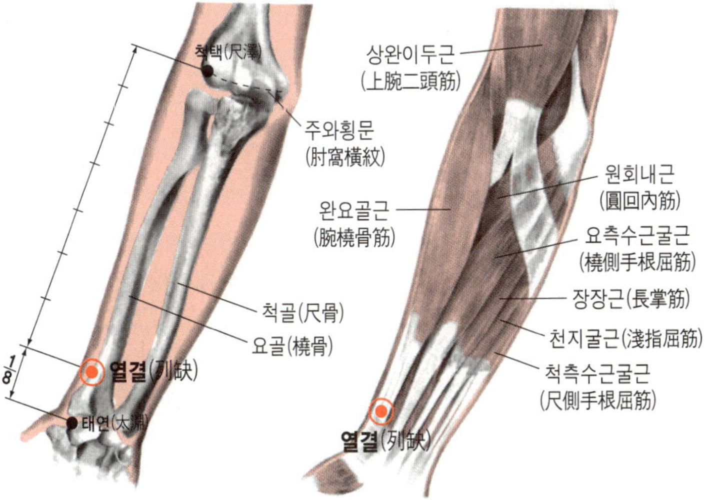

- 척택(尺澤)
- 주와횡문(肘窩橫紋)
- 완요골근(腕橈骨筋)
- 척골(尺骨)
- 요골(橈骨)
- 열결(列缺)
- 태연(太淵)

- 상완이두근(上腕二頭筋)
- 원회내근(圓回內筋)
- 요측수근굴근(橈側手根屈筋)
- 장장근(長掌筋)
- 천지굴근(淺指屈筋)
- 척측수근굴근(尺側手根屈筋)
- 열결(列缺)

외관 (外關)

수소양삼초경
手少陽三焦經

鍼法:20~30mm 直刺,
내관관통 30~40mm 斜刺

位置	팔꿈치와 양지의 사이에서 양지로부터 1/6에 있다.

主治	두통 상완신경통 완관절통

取穴法	손목등면을 위로해서 취혈. 팔꿈치를 굽혀서 팔꿈치 후면에 척골상단(주두 : 팔꿈치)을 찾는다. 제5지를 강하게 신전하면, 손목의 등면에 신근건이 부상한다. 이때 제2, 3, 4지의 건은 손목에서 한다발로 되어 총지신근건을 이루고, 제5지의 건은 조금 떨어져 소지신근건을 이루어 손목의 관절부에서 얕게 패인곳을 이룬다. 이 패인곳의 중심에서 총지신근건의 척골하단 바로 아래에 양지를 찾는다. 팔꿈치의 정점과 양지의 사이를 6등분하고 양지로부터 1/6의 점에 외관을 취혈한다.

취혈도

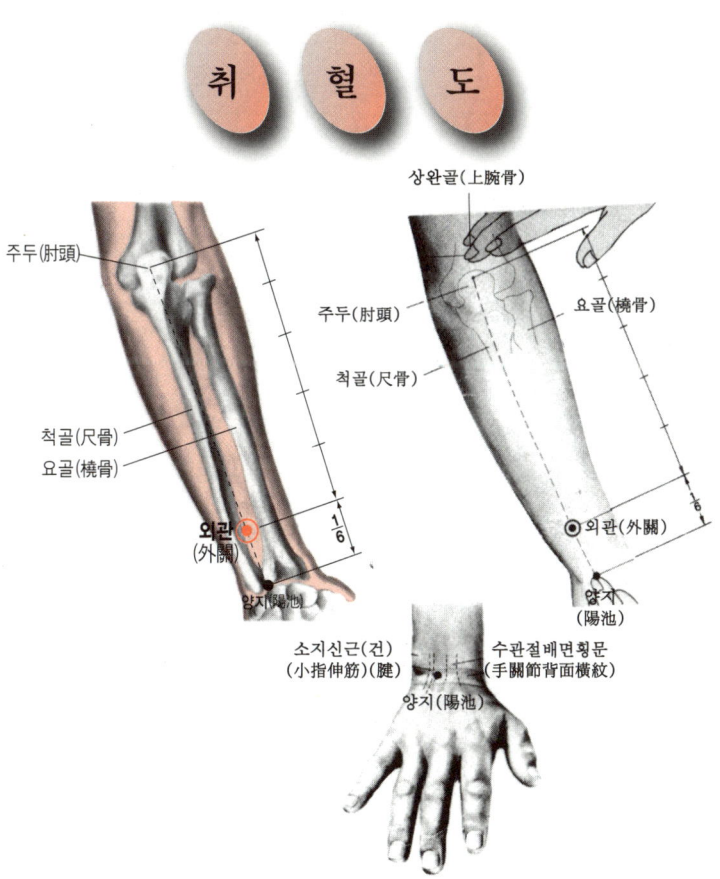

위유
(胃兪)

족태양방광경
足太陽膀胱經

鍼法:20~30mm 直刺

位置	배내선상에서 제12흉추와 제1요추극돌기 사이의 높이에 있다. (배내선이라는 것은 견갑골의 안쪽과 정중선의 중앙을 지나는 수직선)

主治	위질환(위통) 담석통 소화불량

取穴法	엎드린 자세로 취혈. 좌우 장골능의 가장 높은 부위를 연결한 선을 야코비선이라 하고, 이 선은 거의 제4요추극돌기 상을 통과한다. 요추는 성인의 경우 약 3cm의 높이에 있으므로 착오가 없도록 세어 (제1요추의 위가 제12흉추) 제1요추극돌기와 제12흉추극돌기 사이의 높이에서 배내선상에 위유를 취혈한다.

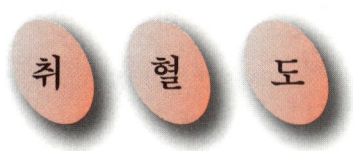

취혈도

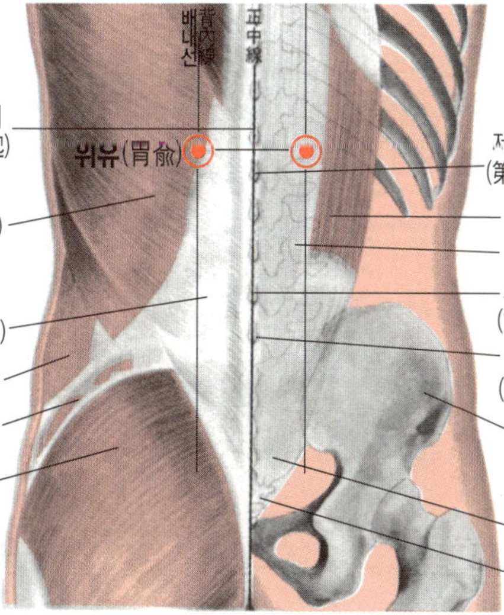

- 제12흉추극돌기(第12胸椎棘突起)
- 위유(胃兪)
- 광배근(廣背筋)
- 흉요근막(胸腰筋膜)
- 외복사근(外腹斜筋)
- 중둔근(中臀筋)
- 대둔근(大臀筋)

- 정중선(正中線)
- 배내선(背內線)

- 제1요추극돌기(第1腰椎棘突起)
- 장늑근(腸肋筋)
- 최장근(最長筋)
- 제4요추극돌기(第4腰椎棘突起)
- 제5요추극돌기(第5腰椎棘突起)
- 장골(腸骨)
- 선골(仙骨)
- 미골(尾骨)

153

위중 (委中)

족태양방광경
足太陽膀胱經

鍼法:10~20mm 直刺,
급성요부염좌 瀉血

| 位置 | 무릎뒤 주름의 중심에 있다. |

| 主治 | 요통
좌골신경통
슬통 |

| 取穴法 | 엎드린 자세로 취혈.
무릎 뒤 주름의 중간지점에서 위중을 취혈한다. |

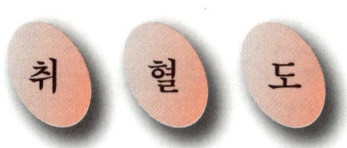

취혈도

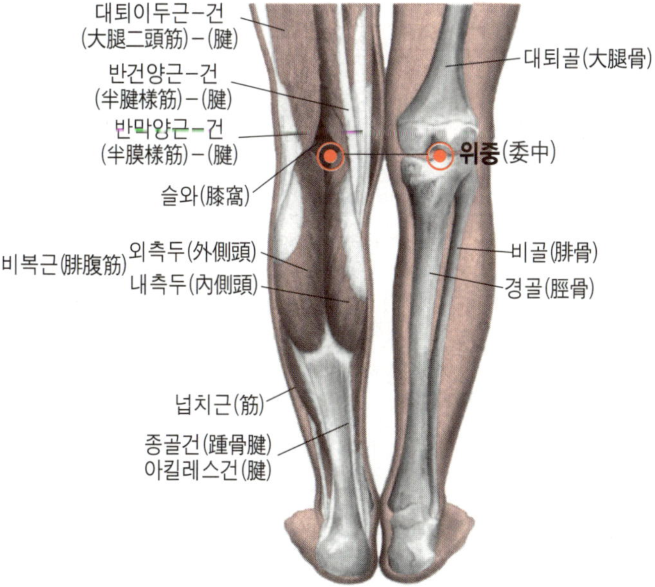

대퇴이두근-건
(大腿二頭筋)-(腱)

반건양근-건
(半腱樣筋)-(腱)

반막양근-건
(半膜樣筋)-(腱)

슬와(膝窩)

대퇴골(大腿骨)

위중(委中)

비복근(腓腹筋)
외측두(外側頭)
내측두(內側頭)

비골(腓骨)
경골(脛骨)

넙치근(筋)

종골건(踵骨腱)
아킬레스건(腱)

155

위 창
(胃倉)

족태양방광경
足太陽膀胱經

鍼法:10~15mm 直刺

位置	배외선상에서 제12흉추와 제1요추 극돌기 사이의 높이에 있다. (배외선이라는 것은 견갑골의 안쪽을 통과하는 수직선)

主治	위통, 담석증 식욕 부진

取穴法	엎드린 자세로 취혈. 좌우의 장골능의 가장 높은 점을 맺은 선을 야코비선이라고 한다. 그선은 대부분 4요추극돌기 상을 통과한다. 4요추극돌기부터 순서로 극돌기를 세어 올라가 제1요추극돌기와 직상의 제12흉추극돌기 사이의 높이에서 배외선 위에 위창을 취혈한다.

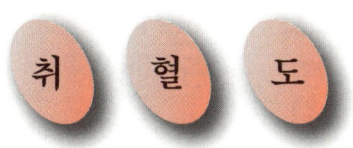

취혈도

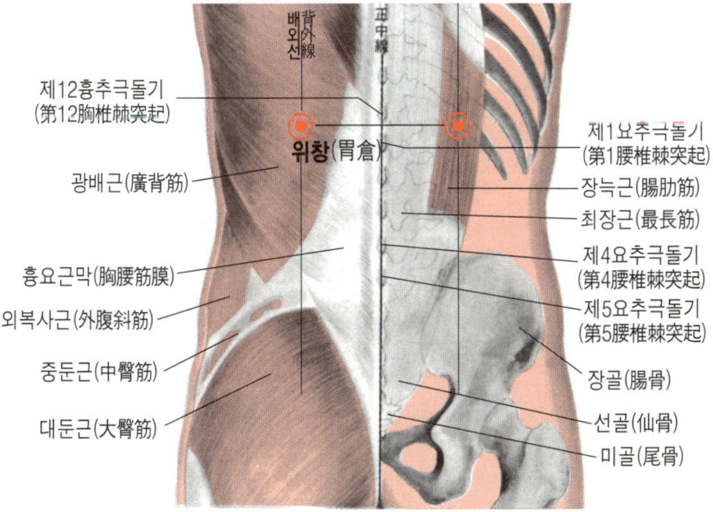

- 제12흉추극돌기(第12胸椎棘突起)
- **위창(胃倉)**
- 광배근(廣背筋)
- 흉요근막(胸腰筋膜)
- 외복사근(外腹斜筋)
- 중둔근(中臀筋)
- 대둔근(大臀筋)

- 배외선(背外線)
- 정중선(正中線)

- 제1요추극돌기(第1腰椎棘突起)
- 장늑근(腸肋筋)
- 최장근(最長筋)
- 제4요추극돌기(第4腰椎棘突起)
- 제5요추극돌기(第5腰椎棘突起)
- 장골(腸骨)
- 선골(仙骨)
- 미골(尾骨)

유근 (乳根)

족양명위경
足陽明胃經

鍼法:10~20mm 橫刺

位置	흉간선상에서 제5늑간에 있다. (흉간선이라는 것은 오구돌기 안쪽과 정중선의 사이에서 외측 1/3을 지나는 수직선)

主治	심장질환 고혈압증

取穴法	누운 자세로 취혈. 흉간선상에서 제5늑간에 유근을 취혈한다.

취혈도

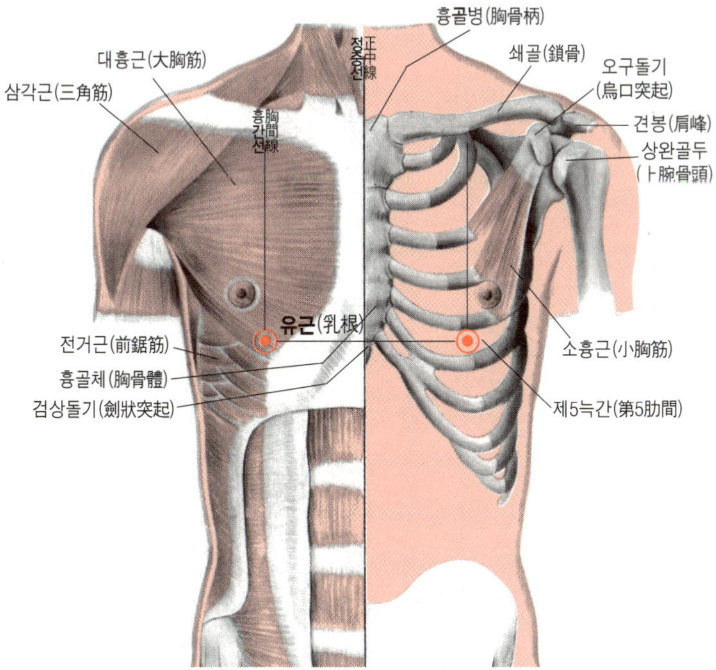

- 흉골병(胸骨柄)
- 쇄골(鎖骨)
- 오구돌기(烏口突起)
- 견봉(肩峰)
- 상완골두(上腕骨頭)
- 대흉근(大胸筋)
- 삼각근(三角筋)
- 정중선(正中線)
- 흉간선(胸間線)
- **유근(乳根)**
- 전거근(前鋸筋)
- 흉골체(胸骨體)
- 검상돌기(劍狀突起)
- 소흉근(小胸筋)
- 제5늑간(第5肋間)

유도 (維道)

족소양담경
足少陽膽經

鍼法:20~40mm 直刺

位置	장골릉 앞쪽에서 상전장골극 윗쪽 1cm에 있다.

主治	서경부통 구기 식욕부진

取穴法	누운 자세로 취혈. 하복부 옆을 손가락으로 찾아가면, 복부외측에서 골릉(장골릉)을 접촉한다. 장골릉의 앞하단을 상전장골극이라 하고, 그 상방 1cm에서 장골릉 앞쪽의 내측에 유도를 취혈한다.

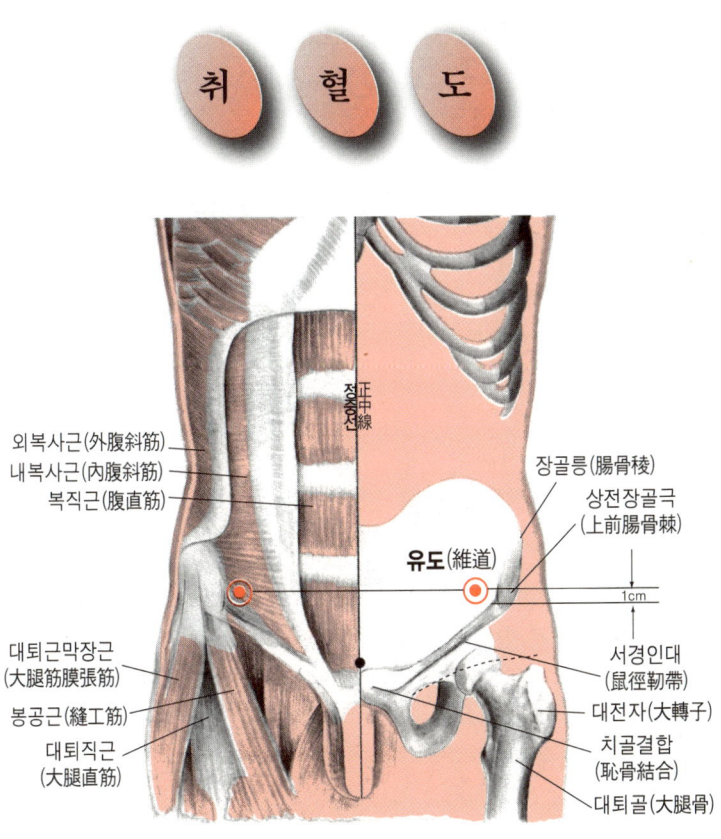

음렴
(陰廉)

족궐음간경
足厥陰肝經

鍼法:20~30mm 直刺

位置	기충과 족오리의 사이에서 족오리로부터 1/3에 있다.

主治	폐쇄신경통 요퇴통 고신경통

取穴法	누운 자세로 취혈. 치골결합상연(음모가 난 가장자리나 중앙에 딱딱한 뼈)의 높이에서 복간선(사타구니선 외측의 돌출한 뼈 안쪽과 정중선의 중앙을 지나는 수직선) 위에 기충을 찾는다. 다음에 대퇴골 내측상과의 하방에 있는 무릎의 관절열극을 찾는다. (무릎을 굽혔다 펴면 알기 쉽다) 그 관절열극의 가장 안쪽에 곡천을 찾는다. 기충과 곡천의 사이를 6등분하고, 기충에서 1/6의 점에 족오리를 찾는다. 기충과 족오리의 사이를 3등분하고, 족오리에서 1/3의 점에 음렴을 취혈한다. 이것은 기충에서 약 4cm에 해당한다.

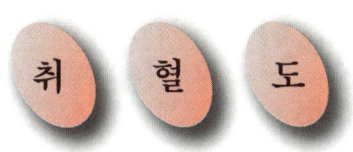

취혈도

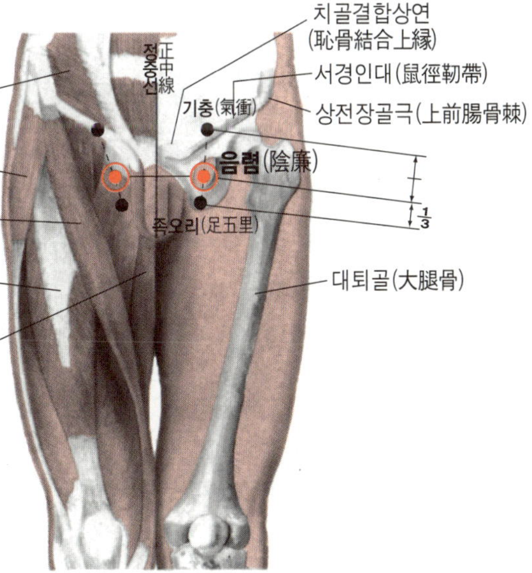

- 내복사근(內腹斜筋)
- 대퇴근막장근(大腿筋膜張筋)
- 봉공근(縫工筋)
- 대퇴직근(大腿直筋)
- 박근(薄筋)
- 정중선(正中線)
- 치골결합상연(恥骨結合上緣)
- 서경인대(鼠徑靭帶)
- 기충(氣衝)
- 상전장골극(上前腸骨棘)
- 음렴(陰廉)
- 족오리(足五里)
- 대퇴골(大腿骨)

1/3

음릉천
(陰陵泉)

족태음비경
足太陰脾經

鍼法:20~60mm 直刺

位置	경골내측과의 아랫쪽에 있다.

主治	슬관절통 하복통 식욕부진, 하지부종

取穴法	누운 자세로 대퇴(넓적다리)를 바깥쪽으로 돌려 취혈. 경골의 뒷쪽에 엄지손가락을 대고, 다른 손가락으로 하퇴(종아리)를 끼우는 것처럼 해서 올리면, 무릎 관절열극으로부터 약4cm 아래의 점에서, 경골의 내측이 나팔상태로 확대되어 있는 것을 느낀다. 이것이 경골 내측과이다. 그 경골내측과가 급하게 나팔상태로 확대되기 시작한 점의 뒤아랫쪽에 음릉천을 취혈한다.

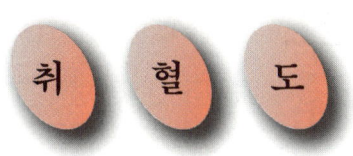

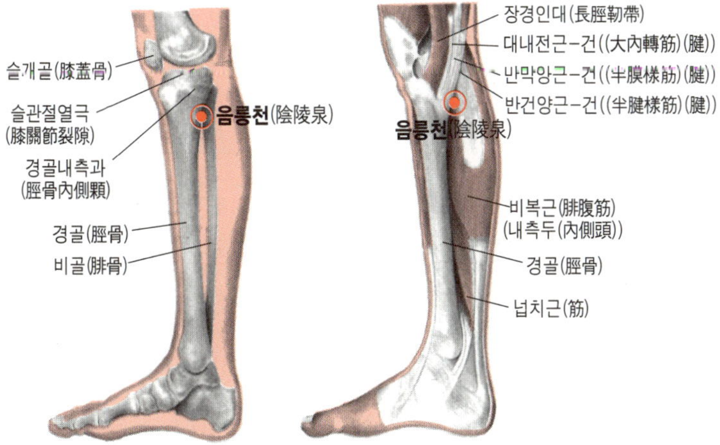 슬개골(膝蓋骨)		장경인대(長脛靭帶)
슬관절열극(膝關節裂隙)	● 음릉천(陰陵泉)	대내전근-건((大內轉筋)(腱))
경골내측과(脛骨內側顆)		반막양근-건((半膜樣筋)(腱))
	● 음릉천(陰陵泉)	반건양근-건((半腱樣筋)(腱))
경골(脛骨)		비복근(腓腹筋)(내측두(內側頭))
비골(腓骨)		경골(脛骨)
		넙치근(筋)

165

이문 (耳門)

수소양삼초경
手少陽三焦經

鍼法:30~50mm임을 열고 청궁/청회→ 透刺

位置	귀의 전절흔의 바로 앞에 있다.

主治	이명, 난청 이통, 현훈

取穴法	앉은 자세에서 취혈. 귀의 이주 위에 있는 패인곳을 전절흔이라 하고, 그 절흔 중앙부의 바로 앞에 이문을 취혈한다.

취혈도

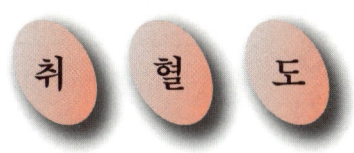

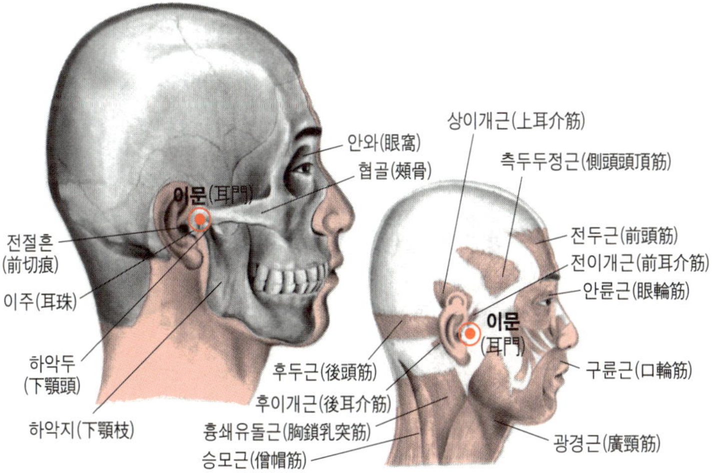

- 안와(眼窩)
- 협골(頰骨)
- **이문**(耳門)
- 전절흔(前切痕)
- 이주(耳珠)
- 하악두(下顎頭)
- 하악지(下顎枝)
- 상이개근(上耳介筋)
- 측두두정근(側頭頭頂筋)
- 전두근(前頭筋)
- 전이개근(前耳介筋)
- 안륜근(眼輪筋)
- **이문**(耳門)
- 구륜근(口輪筋)
- 후두근(後頭筋)
- 후이개근(後耳介筋)
- 흉쇄유돌근(胸鎖乳突筋)
- 승모근(僧帽筋)
- 광경근(廣頸筋)

인당 (印堂)

鍼法:10~20mm횡자 또는 찬죽, 정명혈로 투자

位置	양미간의 중앙.

主治	두통, 현훈 비염, 감기, 고혈압 불면, 소아경기

取穴法	앉은 자세로 취혈. 양눈썹 안쪽 끝의 중앙에서 인당을 취혈한다.

취혈도

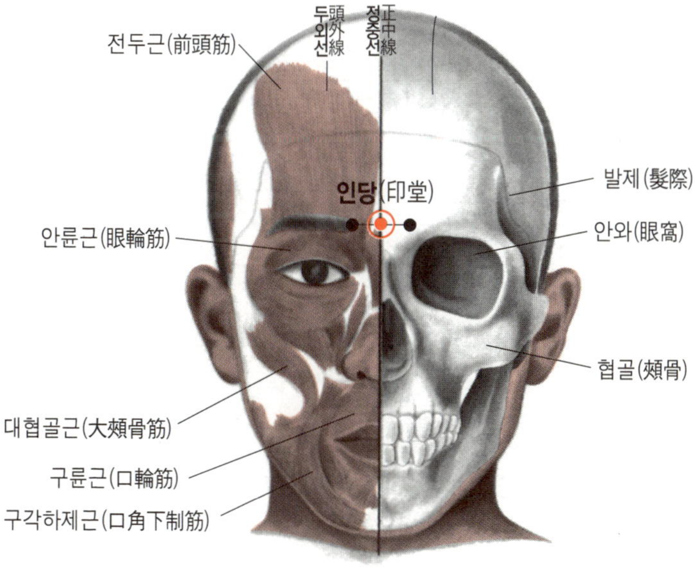

- 전두근(前頭筋)
- 두외선(頭外線)
- 정중선(正中線)
- 인당(印堂)
- 발제(髮際)
- 안륜근(眼輪筋)
- 안와(眼窩)
- 협골(頰骨)
- 대협골근(大頰骨筋)
- 구륜근(口輪筋)
- 구각하제근(口角下制筋)

인영
(人迎)

족양명위경
足陽明胃經

鍼法:10~20mm 直刺 또는 斜刺

| 位置 | 후두융기의 높이에서 총경동맥의 박동부에 있다. |

| 主治 | 기관지천식
고혈압증
관절류마치스 |

| 取穴法 | 누운 자세에서 취혈.
턱을 앞으로 들어 올려 목을 돌리면, 반대측의 경부(흉골과 쇄골의 안쪽 근처로부터 귀뒤의 측두부에 붙어서)에 흉쇄유돌근이 나타난다. 후두융기(목젖)의 툭 튀어나온 뼈의 높이에서 흉쇄유돌근의 안쪽 부근에 가볍게 손가락으로 더듬어 찾아가면, 총경동맥의 박동부를 느낀다. 이 박동부의 중심에 인영을 취혈한다. |

취혈도

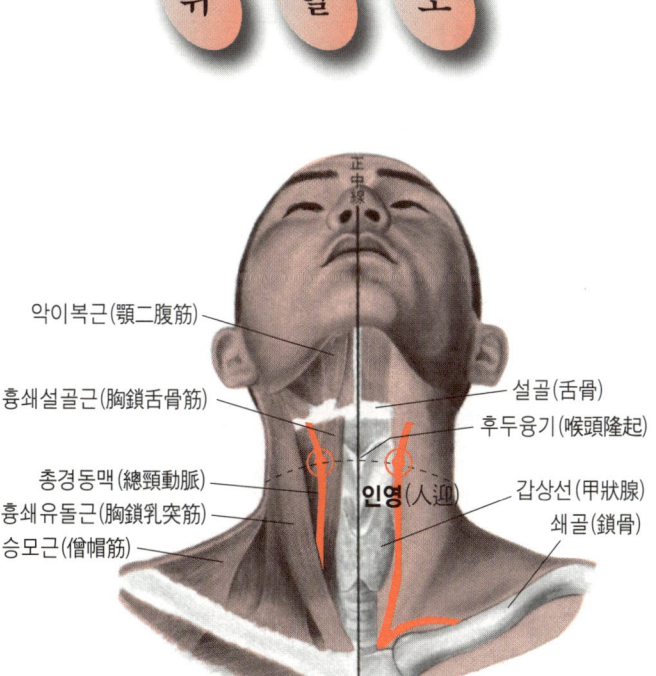

장강 (長強)

독맥
督脈

鍼法:10~20mm 直刺

位置	꼬리뼈 앞끝에 있다.

主治	치질, 정신병 회음통, 야뇨증

取穴法	엎드린 자세로 취혈. 손가락으로 꼬리뼈 뒷면을 아래쪽으로 만져가서 꼬리뼈 끝이 들어가는 곳을 손가락으로 누르고, 꼬리뼈의 끝에서 장강을 취혈한다.

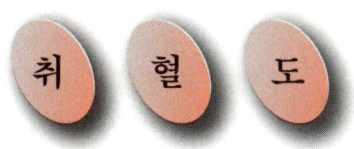

취 혈 도

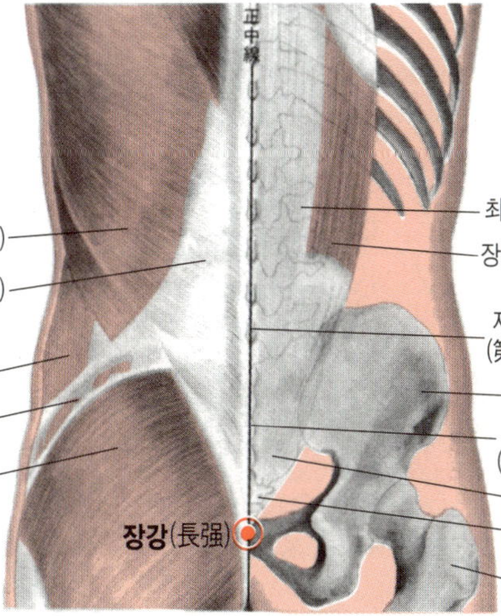

正中線
최장근(最長筋)
광배근(廣背筋)
장늑근(腸肋筋)
흉요근막(胸腰筋膜)
제5요추극돌기
(第5腰椎棘突起)
외복사근(外腹斜筋)
장골(腸骨)
중둔근(中臀筋)
정중선골능
(正中仙骨稜)
대둔근(大臀筋)
선골(仙骨)
장강(長强)
미골(尾骨)
대전자(大轉子)

전중
(膻中)

임맥

任脈

鍼法:10~30mm 양유방 또는 상방→ 橫刺

| 位置 | 정중선상에서 흉골경절흔 윗쪽과 중정의 사이에 중정으로부터 1/5에 있다. |

| 主治 | 심장병
신경증
우울증, 천명, 정신병 |

| 取穴法 | 누운 자세에서 취혈.
앞목부위 중앙의 후두 융기(목젖)의 바로밑에 손가락을 놓고 정중선상을 바로 밑으로 더듬어 좌우의 쇄골내단 사이의 중앙에서 조금 굽고 오목 패인 흉골 윗쪽(흉골경절흔)을 찾고 다음으로 좌우의 제7늑연골 밑쪽이 접하는 정점에서 흉골체하연을 찾는다.
정중선상에서 흉골경절흔 윗쪽과 흉골체하연의 사이를 9등분하고 흉골체하연으로부터 1/9 되는 부위에서 중정을 찾고 중정과 흉골경절흔 윗쪽의 사이를 5등분하고 중정으로부터 1/5되는 부위에서 전중을 취혈한다. 양 유두를 잇는 선 높이의 약간 위에서 취혈한다. |

취혈도

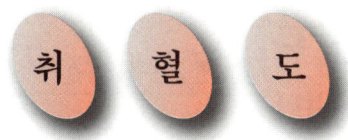

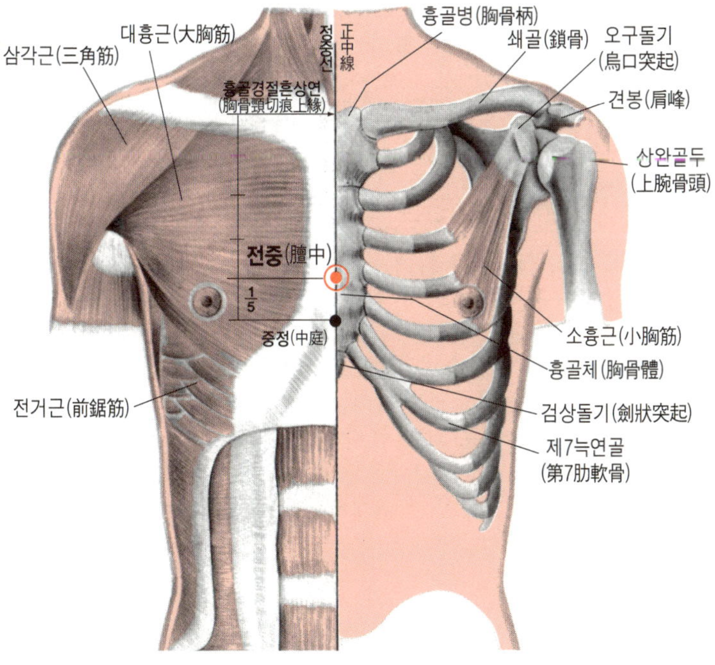

- 삼각근(三角筋)
- 대흉근(大胸筋)
- 흉골경절흔상연(胸骨頸切痕上緣)
- 정중선(正中線)
- 흉골병(胸骨柄)
- 쇄골(鎖骨)
- 오구돌기(烏口突起)
- 견봉(肩峰)
- 상완골두(上腕骨頭)
- **전중(膻中)**
- $\frac{1}{5}$
- 중정(中庭)
- 소흉근(小胸筋)
- 흉골체(胸骨體)
- 전거근(前鋸筋)
- 검상돌기(劍狀突起)
- 제7늑연골(第7肋軟骨)

175

족삼리
(足三里)

족양명위경
足陽明胃經

鍼法:20~40mm 直刺

位置	경골조면의 아랫쪽 높이에서 경골 앞쪽으로부터 바깥쪽 2cm에 있다.

主治	위통, 복통 하리(설사), 통풍 식욕부진, 비질환, 구토, 만성병, 좌골신경통

取穴法	누운 자세로 취혈. 무릎관절을 펴거나 조금 굽혀서 경골의 앞쪽(정강이)을 손으로 문지르면서 윗쪽으로 가면 경골의 윗쪽에서 위로 볼록 나온 골융기에 해당한다. 이것을 경골조면이라 하고, 대퇴사두근의 건이 슬개인대로 되어 부착된 곳이다. 경골조면의 아랫쪽의 높이에서 경골 앞쪽으로부터 외측으로 2cm의 전경골근중에 족삼리를 취혈한다.

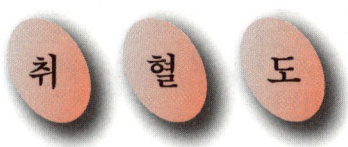

취혈도

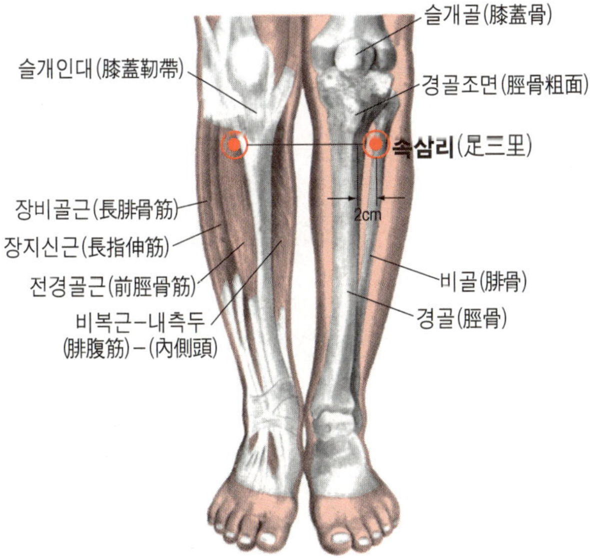

- 슬개골(膝蓋骨)
- 슬개인대(膝蓋靭帶)
- 경골조면(脛骨粗面)
- **속삼리**(足三里)
- 2cm
- 장비골근(長腓骨筋)
- 장지신근(長指伸筋)
- 전경골근(前脛骨筋)
- 비복근-내측두(腓腹筋)-(內側頭)
- 비골(腓骨)
- 경골(脛骨)

족오리
(足五里)

족궐음간경
足厥陰肝經

鍼法:30~60mm 直刺

| 位置 | 기충과 곡천의 사이에서 기충으로부터 1/6에 있다. |

| 主治 | 대퇴내측통
안질환(녹내장, 망막염) |

| 取穴法 | 누운 자세에서 넓적다리를 바깥으로 돌려서 취혈.
치골결합상연의 높이에서 복간선(상전장골극 안쪽과 정중선의 중앙을 지나는 수직선) 상에 기충을 찾는다. 다음에, 대퇴골의 내측상과의 하방에 있는 무릎의 관절열극을 찾는다. (무릎을 굽히면 알기 쉽다) 그 관절열극의 최외측에 곡천을 찾는다. 기충과 곡천의 사이를 6등분하고, 기충으로부터 1/6의 점에 족오리를 취혈한다. |

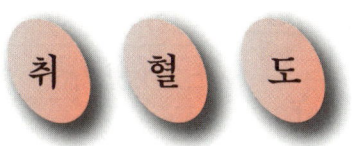

취혈도

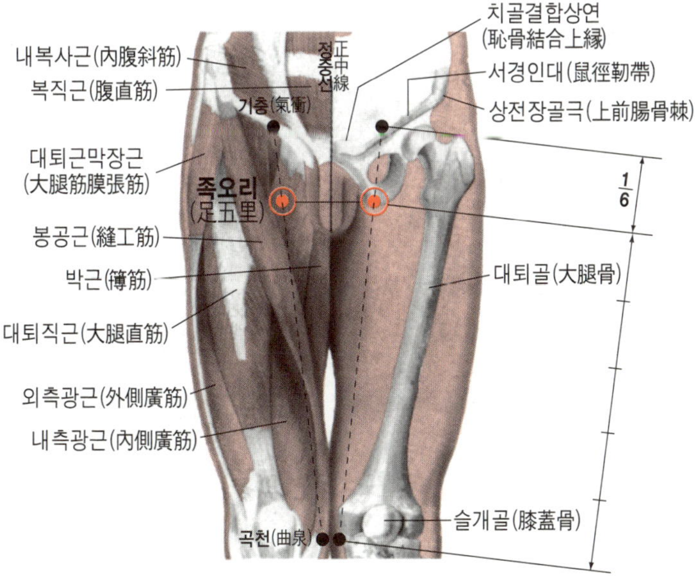

- 내복사근(內腹斜筋)
- 복직근(腹直筋)
- 정중선(正中線)
- 기충(氣衝)
- 치골결합상연(恥骨結合上緣)
- 서경인대(鼠徑靭帶)
- 상전장골극(上前腸骨棘)
- 대퇴근막장근(大腿筋膜張筋)
- **족오리(足五里)**
- 봉공근(縫工筋)
- 박근(薄筋)
- 대퇴직근(大腿直筋)
- 외측광근(外側廣筋)
- 내측광근(內側廣筋)
- 대퇴골(大腿骨)
- 슬개골(膝蓋骨)
- 곡천(曲泉)

1/6

족임읍 (足臨泣)

족소양담경
足少陽膽經

鍼法:5~10mm 直刺

位置	발등에서 제4, 5중족골저 앞쪽의 사이에 있다.

主治	담석증 족배통 담경의 통증, 요통, 족관절염좌

取穴法	누운 자세로 취혈. 제4, 5발가락의 사이를 손가락끝으로 후상방쪽으로 가볍게 찰과하면 발가락 등이 높게된 조금 앞쪽에서 양골의 사이극이 소실하고 손끝이 멈춘다. 이곳이 4, 5 중족골저가 좌우로부터 접해 있는 관절부에서, 골저의 전연에 해당한다. 이 양 뼈밑 전연(뼈밑사이)에 족임읍을 취혈한다.

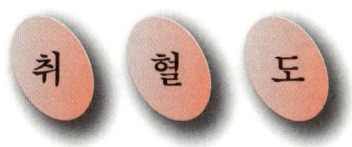

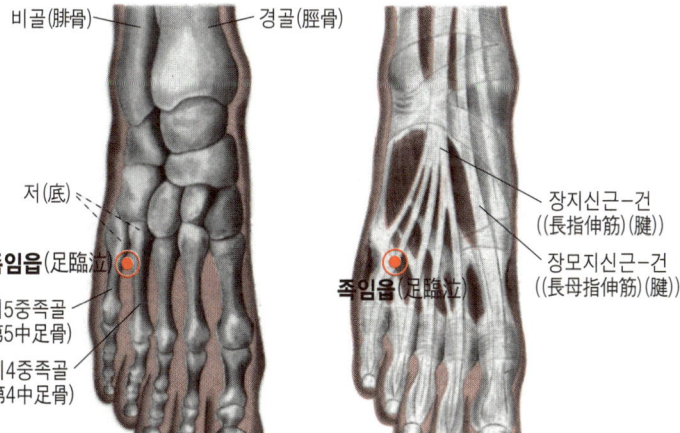

비골(腓骨)
경골(脛骨)
저(底)
족임읍(足臨泣)
제5중족골(第5中足骨)
제4중족골(第4中足骨)
장지신근-건((長指伸筋)(腱))
장모지신근-건((長母指伸筋)(腱))
족임읍(足臨泣)

중극 (中極)

임맥

任脈

鍼法: 20~40mm 直刺

位置	정중선상에서 배꼽과 곡골의 사이에 곡골로부터 1/5에 있다.

主治	비뇨·생식기질환 (요도염, 야뇨증, 방광염, 성교불능), 두중

取穴法	누운 자세에서 취혈. 하복부 정중선상을 밑으로 향해서 손가락으로 더듬어가면 음모가 난 언저리(사람에 따라서는 음모의 가운데)에 딱딱한 뼈(치골결합상연)를 느낀다. 이 치골결합상연(곡골)과 신궐(배꼽중심)의 사이를 5등분하고 곡골로부터 1/5되는 부위에서 중극을 취혈한다.

취혈도

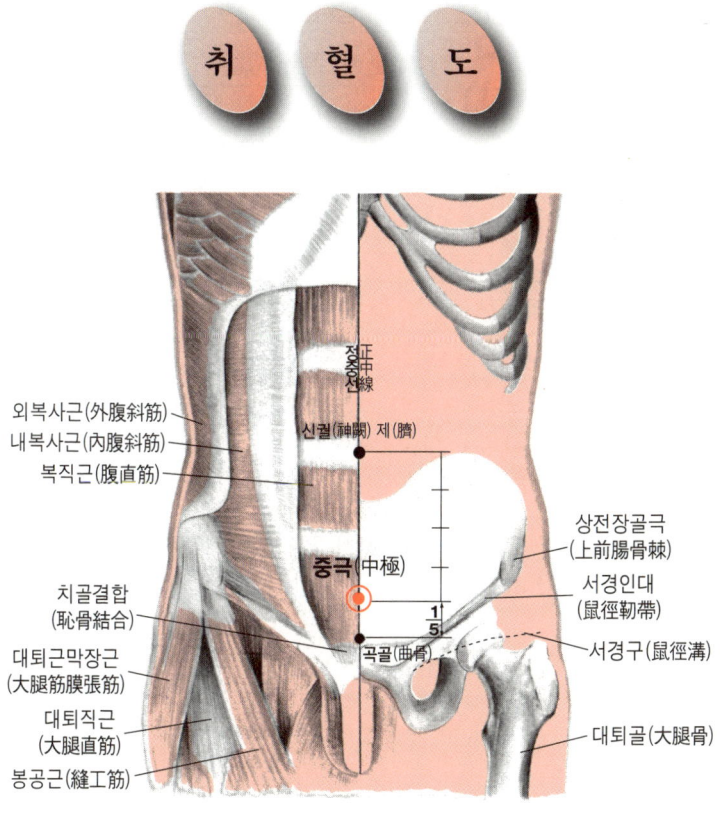

중봉 (中封)

족궐음간경
足厥陰肝經

鍼法:10~20mm 斜刺

位置	발등에서 안쪽 복사뼈 아랫쪽의 전방 2cm에 있다.

主治	요통, 족관절통 위산과다, 신경증

取穴法	누운 자세로 취혈. 내과 중앙의 아래쪽에서 2cm 전방의 움푹패인 가운데(거골내측면의 오목볼록해 있는 움푹 패인곳에 닿는다)에서 건강한 몸이라도 조금 압박하여 아픔을 느끼는 부위에서 중봉을 취혈한다.

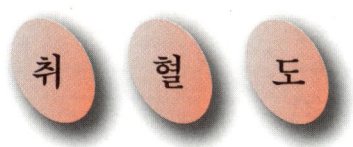

취혈도

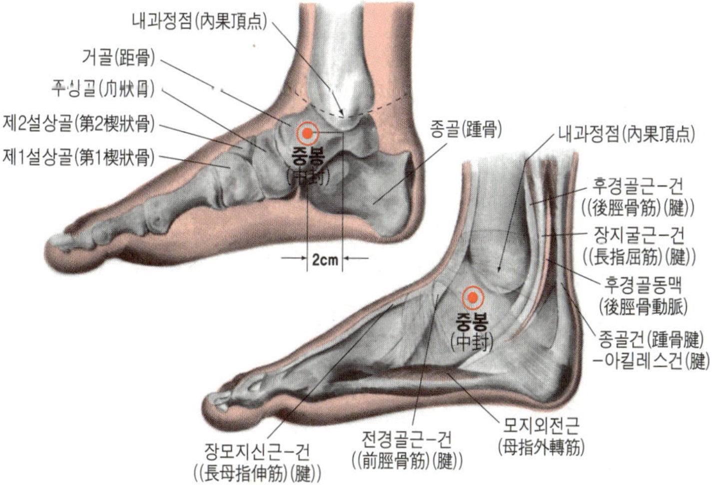

- 내과정점(內果頂点)
- 거골(距骨)
- 주상골(舟狀骨)
- 제2설상골(第2楔狀骨)
- 제1설상골(第1楔狀骨)
- 중봉(中封)
- 종골(踵骨)
- 2cm

- 내과정점(內果頂点)
- 후경골근-건((後脛骨筋)(腱))
- 장지굴근-건((長指屈筋)(腱))
- 후경골동맥(後脛骨動脈)
- 종골건(踵骨腱) -아킬레스건(腱)
- 중봉(中封)
- 장모지신근-건((長母指伸筋)(腱))
- 전경골근-건((前脛骨筋)(腱))
- 모지외전근(母指外轉筋)

중완 (中脘)

임맥
任脈

鍼法:20~30mm 直刺

位置	정중선상에서 흉골체하연(명치)과 배꼽의 중앙에 있다.

主治	위질환(위통) 식욕부진 임신입덧, 소화기질환, 당뇨병

取穴法	누운 자세에서 취혈. 좌우의 제7늑연골이 부착된 높이로서 삼각꼴의 패인곳의 정점(흉골밑 끝의 정점)에 흉골체하연을 찾는다(손가락으로 누르면 그 하부에 검상돌기가 있고 흉골체 밑부분이 층으로 느껴진다). 이 흉골체 하연과 배꼽중심의 사이에서 그 중앙에 중완을 취혈한다.

취 혈 도

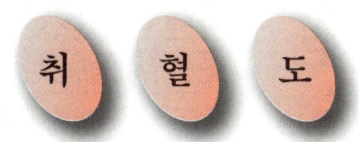

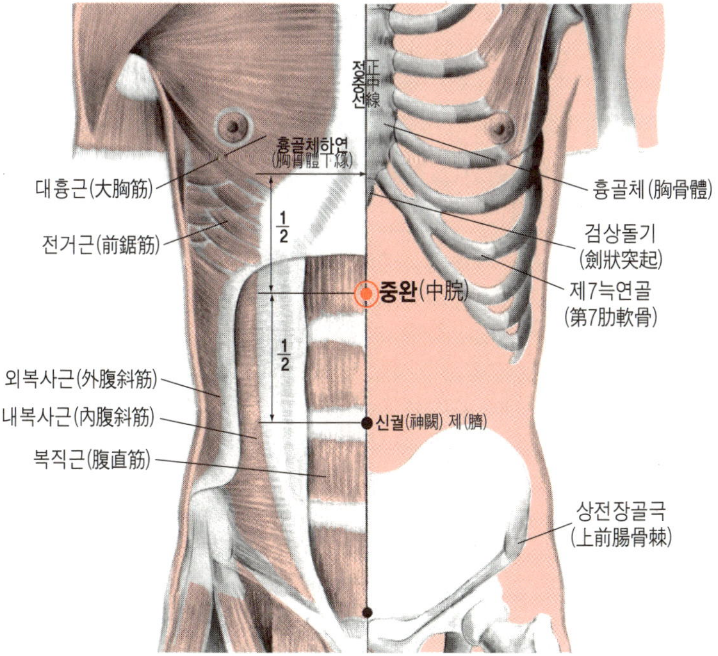

- 정중선(正中線)
- 흉골체하연(胸骨體下緣)
- 대흉근(大胸筋)
- 전거근(前鋸筋)
- 1/2
- 중완(中脘)
- 1/2
- 외복사근(外腹斜筋)
- 내복사근(內腹斜筋)
- 복직근(腹直筋)
- 신궐(神闕) 제(臍)
- 흉골체(胸骨體)
- 검상돌기(劍狀突起)
- 제7늑연골(第7肋軟骨)
- 상전장골극(上前腸骨棘)

지실 (志室)

족태양방광경
足太陽膀胱經

鍼法:30~40mm 直刺 디스크나
신하수 신유→40~60mm 橫刺

位置	배외선상에서 제2, 3요추극돌기 사이의 높이에 있다. (배외선이라는 것은, 견갑골의 안쪽을 지나는 수직선)

主治	요통, 신질환 생식기질환(월경부조, 조루) 고혈압증, 하리

取穴法	엎드린 자세로 취혈. 좌우 장골릉의 최고 높은 부위를 연결한 선을 야코비선이라 하며, 제4요추극돌기상을 통과한다. 제4요추극돌기에서 순서대로 극돌기를 세어 올라가 제3, 2요추극돌기 사이의 높이에서 배외선상에 지실을 취혈한다.

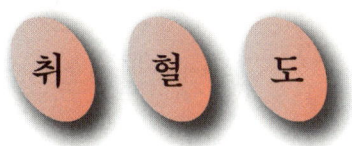

취혈도

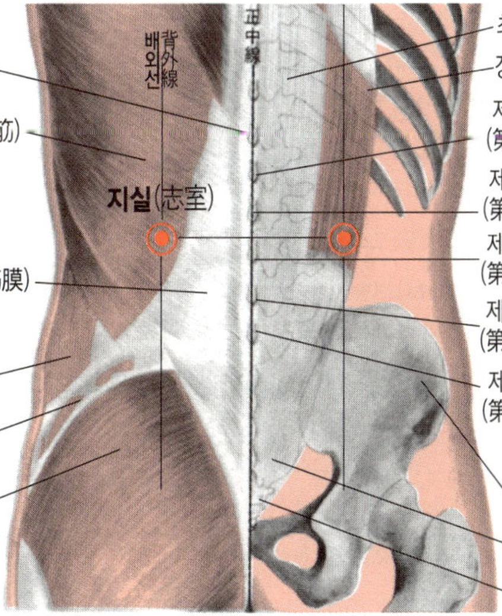

- 제12흉추극돌기(第12胸椎棘突起)
- 광배근(廣背筋)
- **지실(志室)**
- 흉요근막(胸腰筋膜)
- 외복사근(外腹斜筋)
- 중둔근(中臀筋)
- 대둔근(大臀筋)

- 배외선(背外線)
- 정중선(正中線)

- 최장근(最長筋)
- 장륵근(腸肋筋)
- 제1요추극돌기(第1腰椎棘突起)
- 제2요추극돌기(第2腰椎棘突起)
- 제3요추극돌기(第3腰椎棘突起)
- 제4요추극돌기(第4腰椎棘突起)
- 제5요추극돌기(第5腰椎棘突起)
- 장골(腸骨)
- 선골(仙骨)
- 미골(尾骨)

지창 (地倉)

족양명위경
足陽明胃經

鍼法:안면신경마비 30~50mm 橫刺, 삼차신경통 20~40mm 橫刺

位置	입가(구각)의 외측 1cm에 있다.

主治	안면신경마비 삼차신경통

取穴法	누운 자세에서 취혈. 입가(입술의 외단점)로부터 바깥쪽 1cm(입가의 바깥쪽에서 비순구의 가운데에 해당한다)에서 지창을 취혈한다.

취혈도

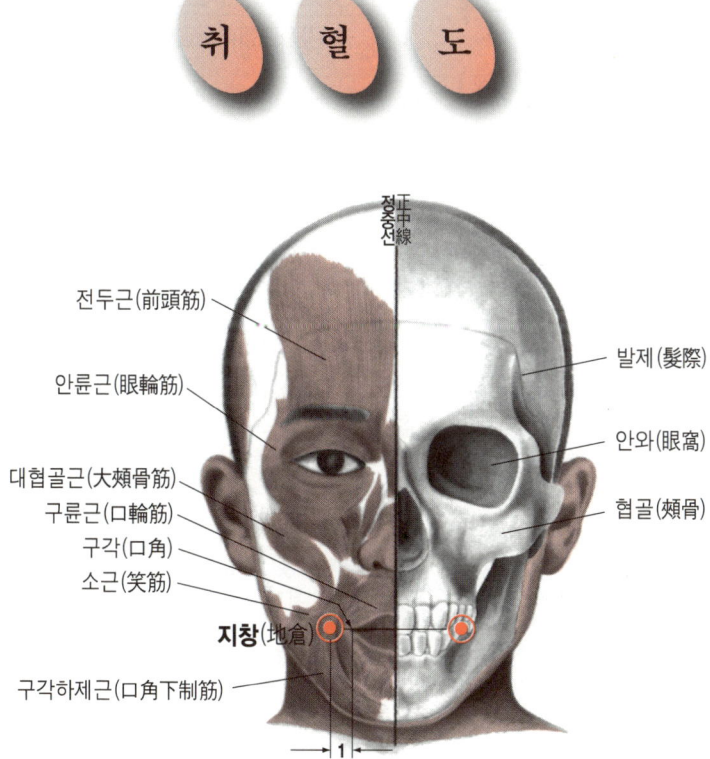

질변
(秩 邊)

족태양방광경
足太陽膀胱經

鍼法:좌골신경통40~60mm 直刺

位置	배외선상에서 요유의 높이에 있다. (배외선이라는 것은 견갑골의 안쪽을 지나는 수직선)

主治	고관절통 요통, 치질 좌골신경통

取穴法	누운 자세에서 취혈. 미골선단으로부터 윗쪽으로 문질러가면 팥크기 정도의 뼈(선골각)를 느낀다. 선골각은 좌우로 나뉘어져 있고 중앙에 소지끝이 들어갈 정도의 간격이 있고 그 간격의 중앙(요유)의 높이에서 배외선상에 있는 질변을 취혈한다.

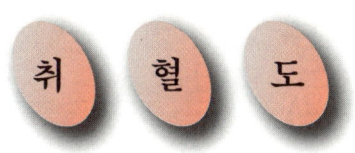

취혈도

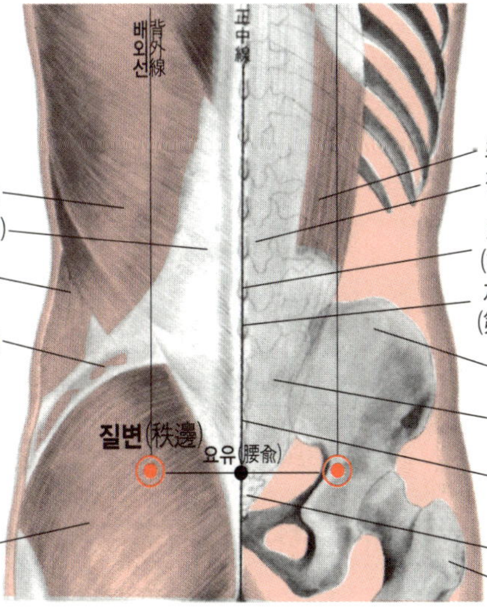

- 광배근(廣背筋)
- 흉요근막(胸腰筋膜)
- 외복사근(外腹斜筋)
- 중둔근(中臀筋)
- **질변**(秩邊)
- 대둔근(大臀筋)

- 배외선(背外線)
- 정중선(正中線)
- 요유(腰兪)

- 최장근(最長筋)
- 장륵근(腸肋筋)
- 제4요추극돌기(第4腰椎棘突起)
- 제5요추극돌기(第5腰椎棘突起)
- 장골(腸骨)
- 선골(仙骨)
- 정중선골능(正中仙骨稜)
- 미골(尾骨)
- 대전자(大轉子)

193

천돌
(天突)

임맥
任脈

鍼法:5~10mm 直刺

位置	정중선상에서 경와의 중앙에 있다.

主治	해수 천명 호흡곤란, 애성(쉰목소리), 갑상선질환

取穴法	누운 자세에서 취혈. 목 앞부분에 있는 목젖의 바로밑에 손가락을 놓고 중앙선상을 밑으로 더듬어가면, 좌우의 쇄골 내단간 중앙에 굽어들어간 흉골상연(흉골경절흔)을 느낀다. 흉골경절흔상연의 중앙으로부터 윗쪽에 가장 많이 들어간 경와의 중앙에서 강하게 누르면 찡하고 통증이 주변에 느끼는 점에서 천돌을 취혈한다.

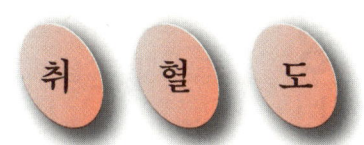

취혈도

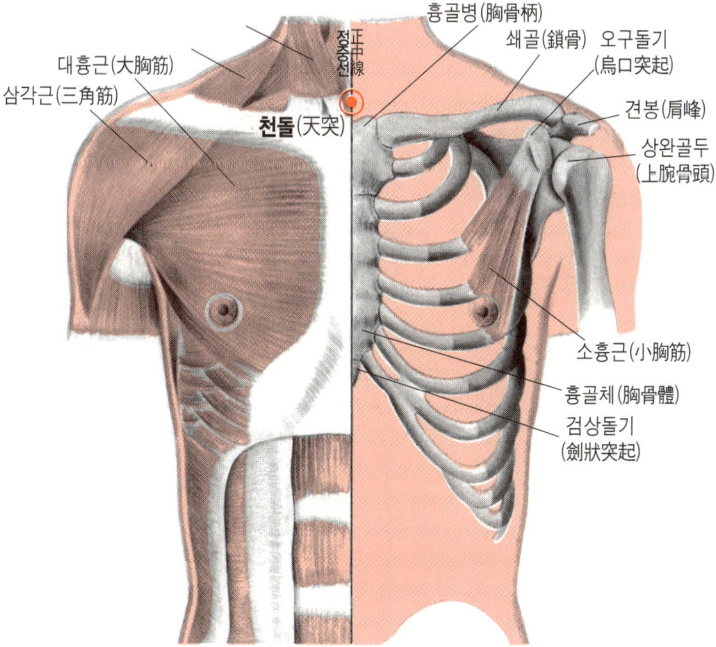

- 흉골병(胸骨柄)
- 대흉근(大胸筋)
- 삼각근(三角筋)
- 정중선(正中線)
- **천돌**(天突)
- 쇄골(鎖骨)
- 오구돌기(烏口突起)
- 견봉(肩峰)
- 상완골두(上腕骨頭)
- 소흉근(小胸筋)
- 흉골체(胸骨體)
- 검상돌기(劍狀突起)

천정 (天井)

수소양삼초경
手少陽三焦經

鍼法:10mm 直刺

位置	팔꿈치 윗쪽의 상방 2cm에 있다.

主治	주관절통 상완신경통

取穴法	앉은 자세로 상완(윗팔)의 후면에서 취혈. 팔꿈치의 뒷쪽에 돌출한 주두(팔꿈치)의 윗가장자리에서 견봉(어깨봉우리, 튀어나온) 쪽을 향한 2cm 윗쪽의 팔꿈치 직선상에 생기는 패인곳의 중심에 천정을 취혈한다.

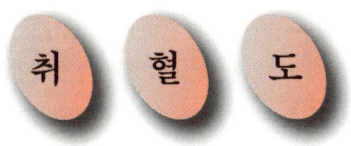

취혈도

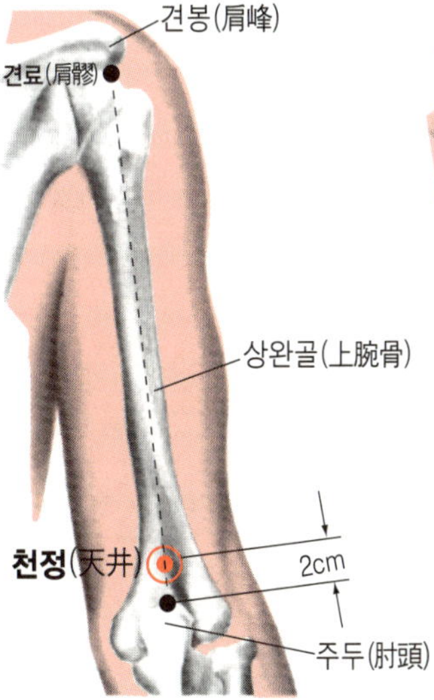

견봉(肩峰)
견료(肩髎)
상완골(上腕骨)
천정(天井)
2cm
주두(肘頭)

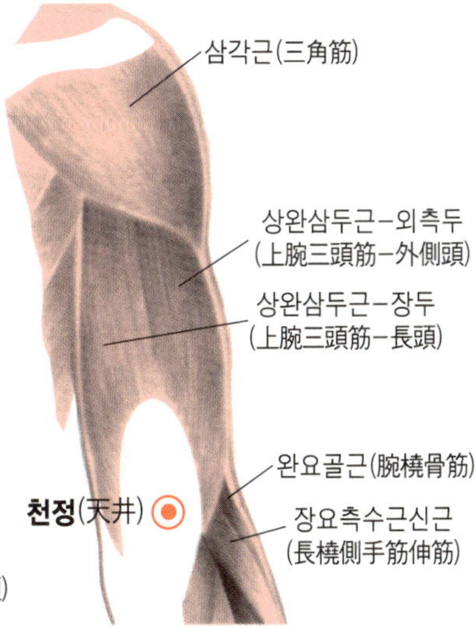

삼각근(三角筋)
상완삼두근-외측두 (上腕三頭筋-外側頭)
상완삼두근-장두 (上腕三頭筋-長頭)
완요골근(腕橈骨筋)
천정(天井)
장요측수근신근 (長橈側手筋伸筋)

천종 (天宗)

수태양소장경
手太陽小腸經

鍼法:10~30mm 直刺 또는 주위→ 斜刺

位置	견갑골삼각의 안쪽과 견봉의 중점을 정하여, 그 중점과 견갑골 하각의 사이에서 상방으로부터 1/3에 있다.

主治	상지권상불능 흉통 유방통, 유즙분비부족

取穴法	앉은 자세로 취혈. 견갑골의 윗부분 안쪽에서 바깥쪽으로 볼록 상태로 융기한 늘어진 뼈를 견갑극이라 한다. 이 견갑극의 안쪽끝에 견갑극 삼각의 안쪽 가장자리를 찾고 그 바깥끝의 견봉각(견봉의 제일바깥끝)을 찾는다. 견갑극 삼각 안쪽 가장자리와 견봉각의 중점을 찾고 중점과 견갑골 하각(제일 아래끝뼈)의 사이를 3등분하고 윗쪽으로부터 1/3의 가장 많이 패이는 곳에서 손으로 누르면 울림이 예리하게 울리는 곳에서 천종을 취혈한다.

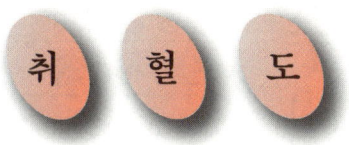

취혈도

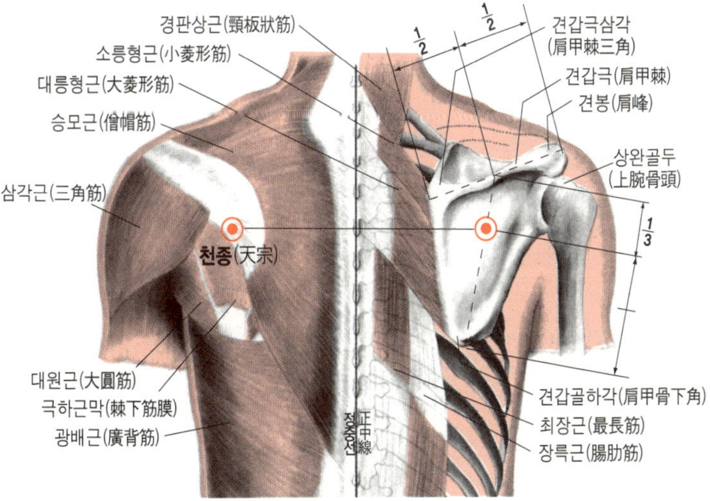

- 경판상근(頸板狀筋)
- 소릉형근(小菱形筋)
- 대릉형근(大菱形筋)
- 승모근(僧帽筋)
- 삼각근(三角筋)
- 천종(天宗)
- 대원근(大圓筋)
- 극하근막(棘下筋膜)
- 광배근(廣背筋)
- 정중선(正中線)
- 견갑극삼각(肩甲棘三角)
- 견갑극(肩甲棘)
- 견봉(肩峰)
- 상완골두(上腕骨頭)
- 견갑골하각(肩甲骨下角)
- 최장근(最長筋)
- 장륵근(腸肋筋)

199

천추 (天樞)

족양명위경
足陽明胃經

鍼法:30~50mm 直刺

位置	복간선상에서 신궐의 높이에 있다. (복간선 이라는 것은, 상전장골극 안쪽과 정중선의 중앙을 지나는 수직선)
主治	대장질환 (하리, 배꼽통) 당뇨병
取穴法	누운 자세로 취혈. 배꼽중심(신궐)의 높이에서 복간선 위에 천추를 취혈한다.

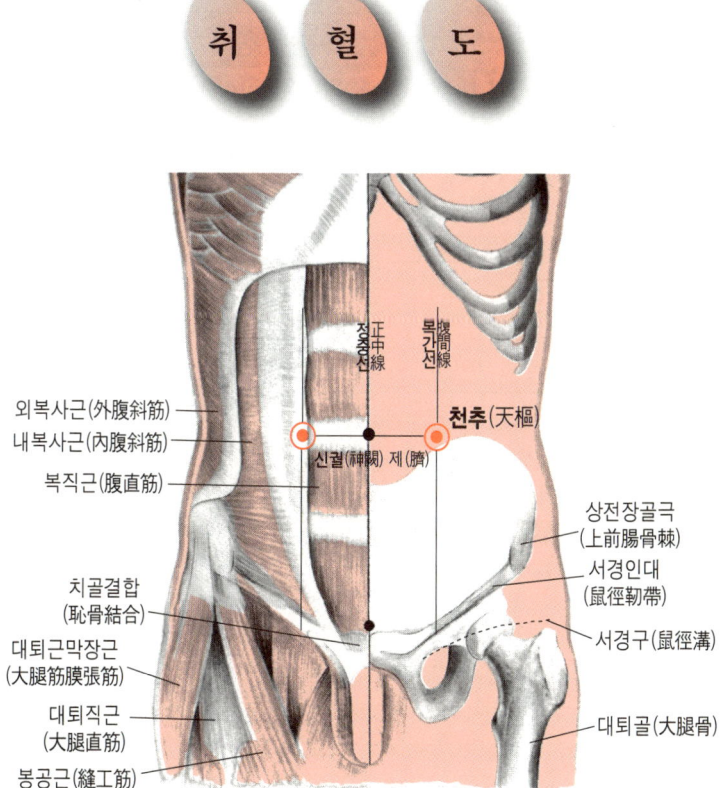

청회 (聽會)

족소양담경
足少陽膽經

鍼法:20~30mm입을 열고 후 사방 直刺

位置	귀의 주간절흔 바로 앞에 있다.

主治	중이염 난청 악관절염, 안면신경마비, 삼차신경통

取穴法	앉은 자세로 취혈. 귓구멍의 바로 앞에 돌출한 것이 이주이다. 그 바로 아래의 구멍끝을 주간절흔이라고 하고, 주간절흔의 바로 앞의 패인곳 중앙에서 청회를 취혈한다.

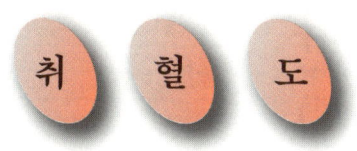

취혈도

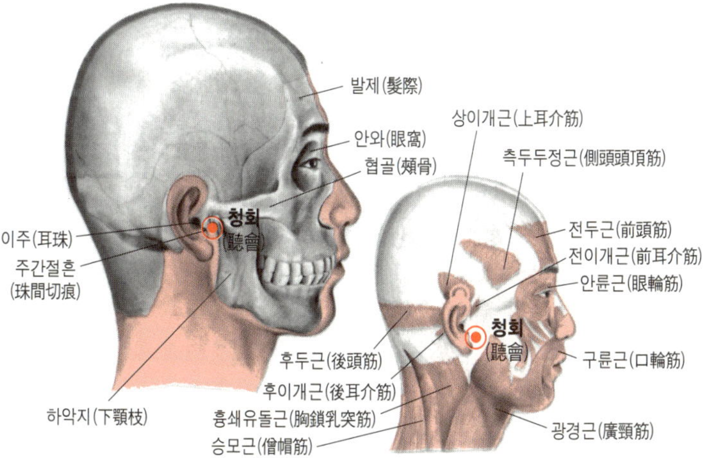

- 발제(髮際)
- 안와(眼窩)
- 협골(頰骨)
- **청회(聽會)**
- 이주(耳珠)
- 주간절흔(珠間切痕)
- 하악지(下顎枝)
- 후두근(後頭筋)
- 후이개근(後耳介筋)
- 흉쇄유돌근(胸鎖乳突筋)
- 승모근(僧帽筋)
- 상이개근(上耳介筋)
- 측두두정근(側頭頭頂筋)
- 전두근(前頭筋)
- 전이개근(前耳介筋)
- 안륜근(眼輪筋)
- **청회(聽會)**
- 구륜근(口輪筋)
- 광경근(廣頸筋)

태단 (太端)

독맥
督脈

鍼法:4~6mm 斜刺

位置	윗입술의 중앙에서 피부와의 경계에 있다.

主治	치통 비폐

取穴法	누운 자세 또는 앉은 자세에서 취혈. 정중선상에서 비중격으로부터 윗입술 가장 자리까지의 피부 홈을 인중이라고 하고 인중의 최선단(윗입술 가장자리 중앙)에 가볍게 융기한 입술 융기가 있다. 이 중심에 태단을 취혈한다.

취혈도

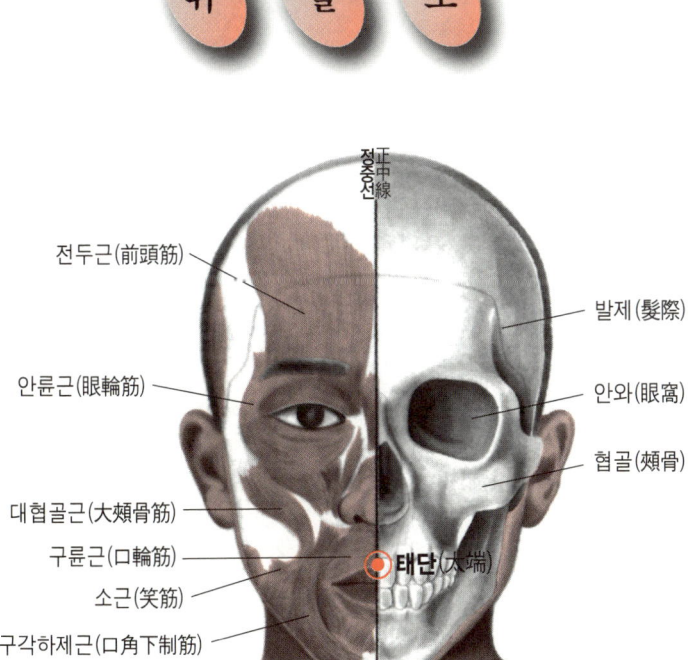

- 전두근(前頭筋)
- 안륜근(眼輪筋)
- 대협골근(大頰骨筋)
- 구륜근(口輪筋)
- 소근(笑筋)
- 구각하제근(口角下制筋)
- 정중선(正中線)
- 발제(髮際)
- 안와(眼窩)
- 협골(頰骨)
- ● 태단(太端)

태양
(太 陽)

鍼法:10~20mm직자 편두통
솔곡혈로 20mm~40mm횡자

位置	눈썹 외측끝과 눈꼬리 중앙에서, 후방으로 약 1촌의 함몰부.

主治	두통, 편두통 감기, 안면신경마비 삼차신경통, 안질환

取穴法	앉은 자세로 취혈. 좌우 장골능의 가장 깊은 곳을 연결한 선을 야코비선이라 한다. 이 선은 대부분 제4요추극돌기 위를 통과한다. 제4요추극돌기로부터 차례로 극돌기를 세어 올라가 제2, 제1 요추극돌기 사이의 높이에서 배내선 위에 삼초유를 취혈한다.

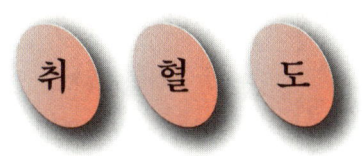

취 혈 도

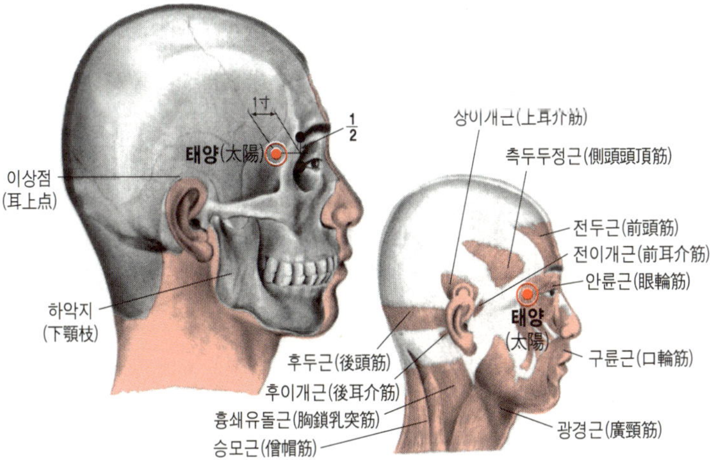

1寸
1/2
태양(太陽)
이상점
(耳上点)
하악지
(下顎枝)
상이개근(上耳介筋)
측두두정근(側頭頭頂筋)
전두근(前頭筋)
전이개근(前耳介筋)
안륜근(眼輪筋)
태양
(太陽)
구륜근(口輪筋)
후두근(後頭筋)
후이개근(後耳介筋)
흉쇄유돌근(胸鎖乳突筋)
승모근(僧帽筋)
광경근(廣頸筋)

태연 (太 淵)

수태음폐경
手太陰肺經

鍼法:5~10mm 直刺

位置	수관절 손바닥 주름상에서 엄지측 동맥부에 있다.
主治	수관절염 류마치스 호흡곤란, 건초염
取穴法	손바닥을 위로 향하게 해서 취혈. 수관절 손바닥 위의 요골경상돌기의 안쪽을 통과하는 요골동맥 위에서 손목의 주름과 교차하는 부위(요골하단과 주상골과의 관절열극에 해당한다)에 있는 태연을 취혈한다.

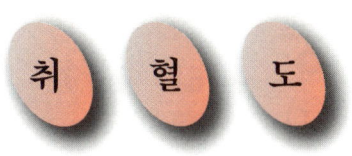

취혈도

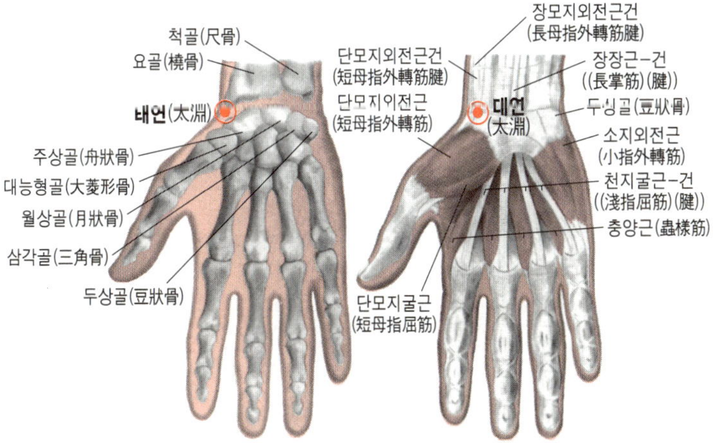

- 척골(尺骨)
- 요골(橈骨)
- **태연**(太淵)
- 주상골(舟狀骨)
- 대능형골(大菱形骨)
- 월상골(月狀骨)
- 삼각골(三角骨)
- 두상골(豆狀骨)
- 단모지외전근건(短母指外轉筋腱)
- 단모지외전근(短母指外轉筋)
- 단모지굴근(短母指屈筋)
- 장모지외전근건(長母指外轉筋腱)
- 장장근-건(長掌筋)(腱)
- **태연**(太淵)
- 두상골(豆狀骨)
- 소지외전근(小指外轉筋)
- 천지굴근-건(淺指屈筋)(腱)
- 충양근(蟲樣筋)

태충 (太衝)

족궐음간경
足厥陰肝經

鍼法:20~30mm 斜刺 용천→透刺

位置	발등의 제 1, 2중족골저 앞쪽의 아래에 있다.

主治	월경통, 두통, 하지통, 현훈, 간질환, 족저통, 고혈압증

取穴法	누운 자세로 취혈. 제 1, 2발가락 사이를 손가락 끝으로 발등을 따라서 발목쪽으로 가볍게 문질러 올라가면 양뼈의 홈이 없어지는 부위, 여기가 제 1, 2중족골저의 좌우에 접해서 붙은 관절 부위이고 골저의 앞 끝에 해당한다. 이 양골저 앞쪽(골저간)에서 태충을 취혈한다.

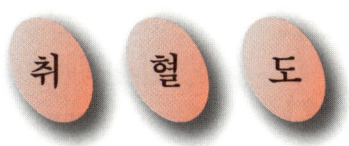

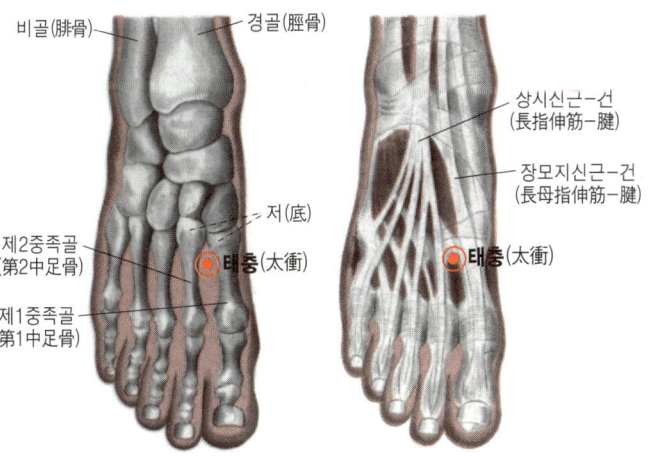

폐유
(肺兪)

족태양방광경
足太陽膀胱經

鍼法:10~20mm척추→ 直刺,
20~40mm위→아래 橫刺

位置	배내선상에서 제5, 6흉추극돌기 사이의 높이에 있다.(배내선이라는 것은 견갑골의 안쪽과 정중선의 중앙을 지나는 수직선)

主治	호흡기질환(해수, 천명) 비질환 어깨결림

取穴法	앉은 자세로 취혈. 목을 앞으로 굽혔을 때 제일 위에 돌출한 극돌기가 제7경추극돌기이고 그 밑이 제1흉추극돌기이다. 이하 차례로 극돌기를 세어 내려가 제5, 제6흉추극돌기 사이를 찾아 그 높이로 배내선상에서 폐유를 취혈한다.

폐

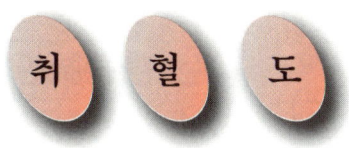
취혈도

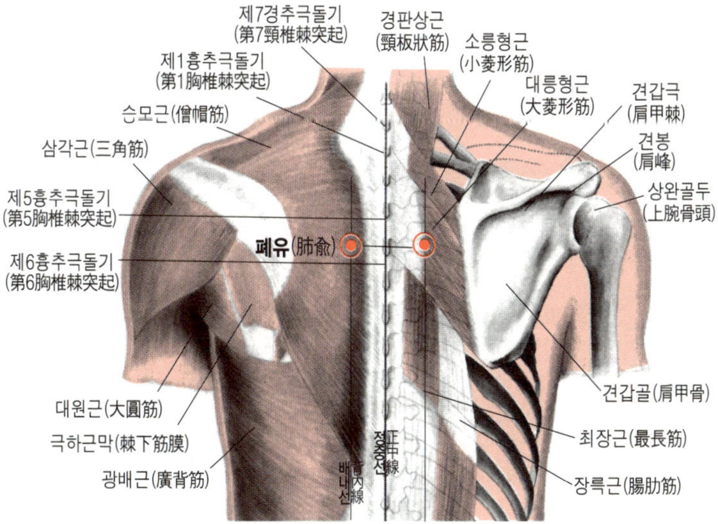

- 제7경추극돌기(第7頸椎棘突起)
- 제1흉추극돌기(第1胸椎棘突起)
- 승모근(僧帽筋)
- 삼각근(三角筋)
- 제5흉추극돌기(第5胸椎棘突起)
- 제6흉추극돌기(第6胸椎棘突起)
- 경판상근(頸板狀筋)
- 소릉형근(小菱形筋)
- 대릉형근(大菱形筋)
- 견갑극(肩甲棘)
- 견봉(肩峰)
- 상완골두(上腕骨頭)

폐유(肺兪)

- 대원근(大圓筋)
- 극하근막(棘下筋膜)
- 광배근(廣背筋)
- 배내측선(背內側線)
- 정중선(正中線)
- 견갑골(肩甲骨)
- 최장근(最長筋)
- 장륵근(腸肋筋)

213

포황 (胞肓)

족태양방광경
足太陽膀胱經

鍼法: 20~40mm 直刺

位置	배외선상에서 방광유의 높이에 있다. (배외선이라는 것은 견갑골의 안쪽을 지나는 수직선)

主治	좌골신경통 요통 월경이상, 불임증

取穴法	엎드린 자세로 취혈. 좌우의 장골릉의 가장 높은 곳을 연결한 선을 야코비선이라고 한다. 이 선은 거의 제4요추극돌기 위를 통과한다. 이 제4요추극돌기의 바로 밑에서 제5요추극돌기를 찾는다. 선골후면 중앙에 극돌기모양으로 만져지는 정중선골릉을 찾고, 그 윗쪽과 제5요추극돌기와의 중간에 가점을 정한다. 미골선단으로부터 윗쪽으로 찰과해 가면, 팥알정도의 둥근뼈(선골각)를 느낀다. 선골각은 좌우로 나뉘어져 있고, 중앙에 새끼손가락의 끝이 들어갈 정도의 홈이 있고 그 홈을 약 5mm올라간 곳에서 선골관열공입구(요유)를 찾는다. 앞의 가점과 선골관열공입구의 중점 높이로 배외선상에 포황을 취혈한다.

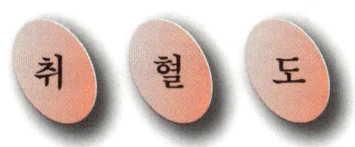

취혈도

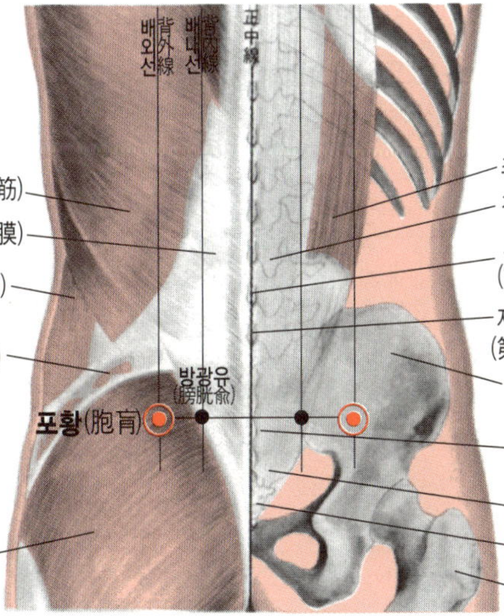

- 광배근(廣背筋)
- 흉요근막(胸腰筋膜)
- 외복사근(外腹斜筋)
- 중둔근(中臀筋)
- **포황(胞肓)**
- 대둔근(大臀筋)

- 배외선(背外線)
- 배내선(背內線)
- 정중선(正中線)

- 최장근(最長筋)
- 장늑근(腸肋筋)
- 제4요추극돌기(第4腰椎棘突起)
- 제5요추극돌기(第5腰椎棘突起)
- 방광유(膀胱兪)
- 장골(腸骨)
- 정중선골능(正中仙骨稜)
- 선골(仙骨)
- 미골(尾骨)
- 대전자(大轉子)

풍문 (風門)

족태양방광경
足太陽膀胱經

鍼法:10~20mm척추→ 直刺,
20~40mm위→아래 橫刺

位置	배내선상에서 제2, 3흉추극돌기 사이의 높이에 있다. (배내선이라는 것은 견갑골의 안쪽과 정중선의 중앙을 지나는 수직선)
主治	감기의 예방과 치료 어깨결림 호흡기질환, 비질환
取穴法	앉은 자세에서 취혈. 목을 굽혔을 때 가장 위에서 돌출한 극돌기가 제7경추극돌기이고 그 바로 밑이 제1흉추극돌기이다. 이하 차례로 극돌기를 세어 내려가 제2, 3흉추극돌기 사이를 찾고 그 높이로 배내선상에 풍문을 취혈한다.

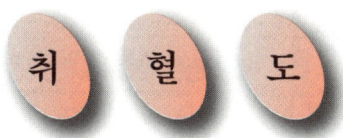

취혈도

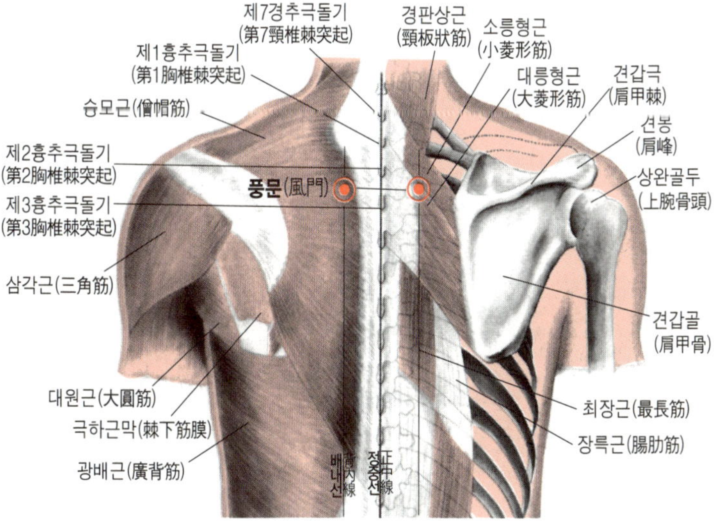

- 제7경추극돌기(第7頸椎棘突起)
- 제1흉추극돌기(第1胸椎棘突起)
- 승모근(僧帽筋)
- 제2흉추극돌기(第2胸椎棘突起)
- 제3흉추극돌기(第3胸椎棘突起)
- 삼각근(三角筋)
- 대원근(大圓筋)
- 극하근막(棘下筋膜)
- 광배근(廣背筋)
- 경판상근(頸板狀筋)
- 소릉형근(小菱形筋)
- 대릉형근(大菱形筋)
- 견갑극(肩甲棘)
- 견봉(肩峰)
- 상완골두(上腕骨頭)
- 견갑골(肩甲骨)
- 최장근(最長筋)
- 장륵근(腸肋筋)
- 배측내선(背側內線)
- 정중선(正中線)

풍문(風門)

풍시 (風市)

족소양담경
足少陽膽經

鍼法:30~40mm 直刺

位置	대퇴골 대전자 윗쪽과 대퇴골 외측의 아랫쪽 중앙에 있다.

主治	하퇴외측통 편마비

取穴法	누운 자세로 취혈. 대퇴골 외측의 윗쪽에 있는 대퇴골 대전자에 대고, 그 위 언저리를 찾는다. 다음에 슬관절의 외측 중앙선상에서 대퇴골 외측과 아래 언저리와 슬관절열극을 찾는다. 대퇴골 대전자 위 언저리와 대퇴골 외측과 아래 언저리의 중앙에서 풍시를 취혈한다.

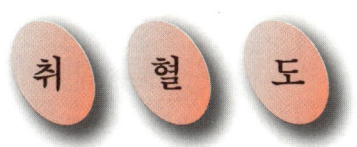

취 혈 도

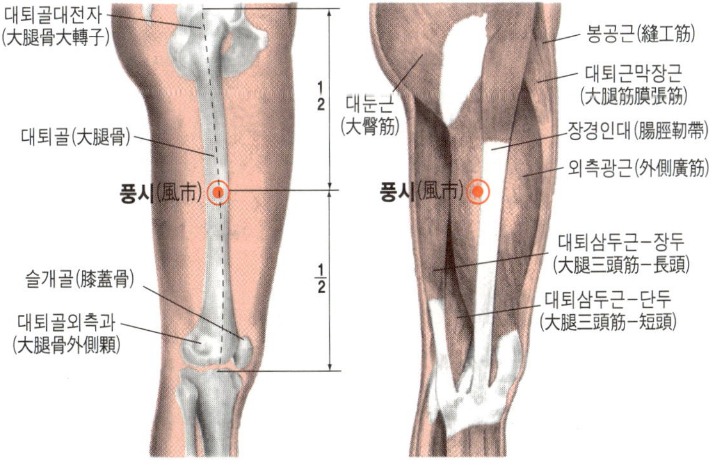

대퇴골대전자
(大腿骨大轉子)
대퇴골(大腿骨)
풍시(風市)
슬개골(膝蓋骨)
대퇴골외측과
(大腿骨外側顆)
1/2
1/2
대둔근
(大臀筋)
봉공근(縫工筋)
대퇴근막장근
(大腿筋膜張筋)
장경인대(腸脛靭帶)
외측광근(外側廣筋)
풍시(風市)
대퇴삼두근-장두
(大腿三頭筋-長頭)
대퇴삼두근-단두
(大腿三頭筋-短頭)

풍지 (風池)

족소양담경
足少陽膽經

鍼法:5~15mm하방 直刺,
40~60mm 풍지→풍지 透刺

位置	풍부와 완골의 사이에서 완골로부터 1/3에 있다.

主治	두통, 현훈 감기, 불면 시력장해, 항배통

取穴法	앉은 자세로 취혈. 뒷머리 부분의 정중선상에 손가락을 놓고 아랫쪽으로 더듬어가면 둥근뼈가 돌출한 외후두융기에 닿는다. 이 외후두융기로부터 손가락 3개를 눕힌 정도의 아래에 양쪽 두반극근에 의해 승모근이 튀어나와 항와후정중구를 이룬다. 이것을 아래로부터 윗쪽으로 더듬어 후두골 아랫단의 깊이 패인 중앙에서 풍부를 찾는다. 다음에 이수(귓볼)의 뒷쪽을 더듬어서 유양돌기의 아랫끝을 잡고, 아랫끝으로부터 뒤 언저리를 따라서 뒷쪽 윗방향으로 문질러 얕게 패인 유돌절흔을 느낀다. 이 유돌절흔의 하단에서 완골을 찾는다. 풍부와 완골의 사이를 3등분해서 완골로부터 1/3의 지점에서 풍지를 취혈한다.

취혈도

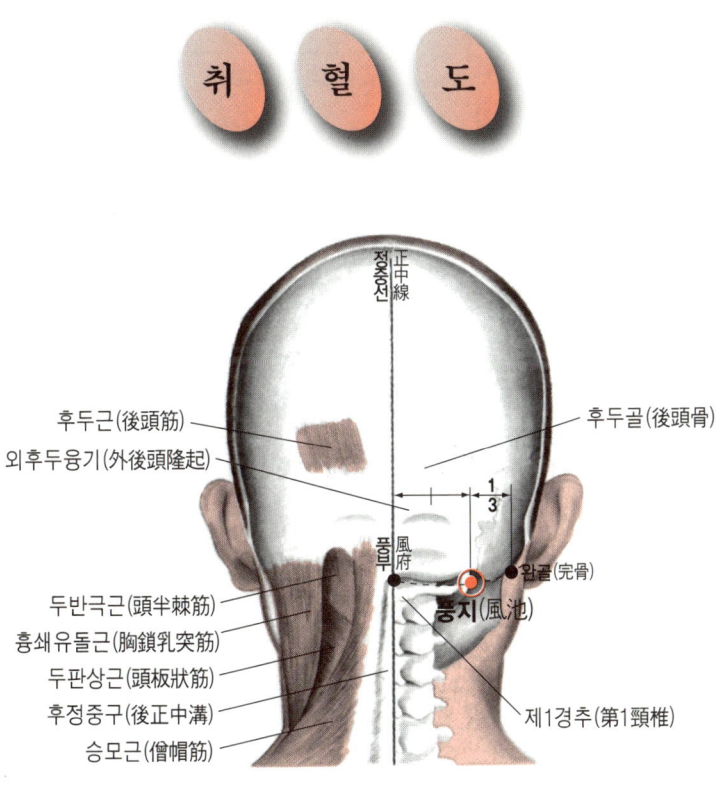

하관 (下關)

족양명위경 足陽明胃經

鍼法: 삼차신경통 30mm하방 直刺, 악관절염 15~20mm 전후방 斜刺

位置	외안각(눈꼬리)과 하악골하악지 뒷쪽 상단과의 중앙 바로 밑에서 협골궁 아랫쪽에 있다.

主治	삼차신경통 치통 안면신경마비, 하악관절통

取穴法	누운자세에서 얼굴을 옆으로 조금 돌려서 취혈. 하악골·하악지의 뒷편을 윗쪽으로 더듬어서 하악골 관절돌기의 후연상단(청궁)을 찾는다. 이 청궁과 외안각(눈꼬리)의 중간지점의 바로 밑인 협골궁의 밑에서 하관을 취혈한다.

ㅎ

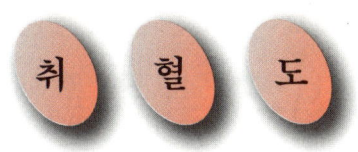
취혈도

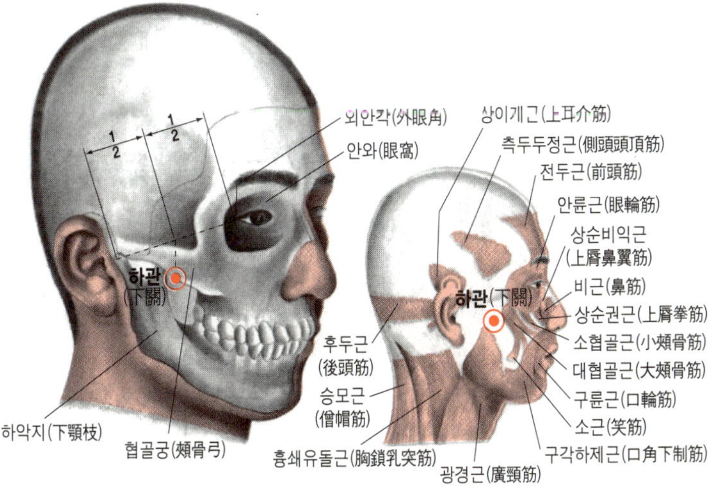

외안각(外眼角)
안와(眼窩)
하관
(下關)
하악지(下顎枝)
협골궁(頰骨弓)

상이개근(上耳介筋)
측두두정근(側頭頭頂筋)
전두근(前頭筋)
안륜근(眼輪筋)
상순비익근(上脣鼻翼筋)
비근(鼻筋)
하관(下關)
상순권근(上脣拳筋)
소협골근(小頰骨筋)
대협골근(大頰骨筋)
구륜근(口輪筋)
소근(笑筋)
구각하제근(口角下制筋)

후두근(後頭筋)
승모근(僧帽筋)
흉쇄유돌근(胸鎖乳突筋)
광경근(廣頸筋)

223

합곡 (合谷)

수양명대장경
手陽明大腸經

鍼法:10~20mm 直刺, 손마비
40~60mm노궁/후계→ 透刺

位置	손등에서 제1, 2중수골저 아랫쪽의 사이에 있다.

主治	안면·두부의 동통질환 (면정, 두통, 치통 등) 인통

取穴法	검지를 펴서 취혈. 손등의 제1, 2중수골 사이에서 중수골저 바로 아래의 제2중수골측에 합곡을 취혈한다. 한국 재래의 합곡혈은 상기 위치로 부터 하방 2cm정도로 누르면 찡하는 아픔이 울리는 지점이다.

ㅎ

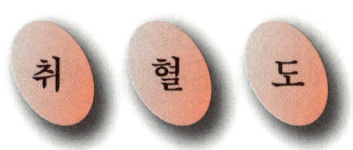
취혈도

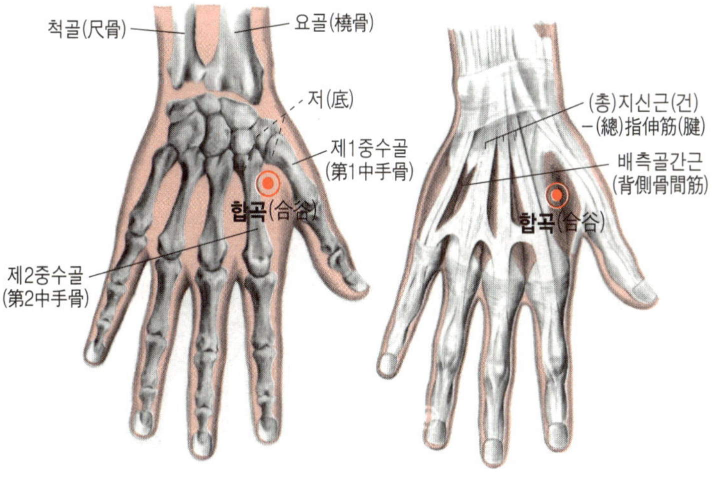

척골(尺骨) — 요골(橈骨)

저(底)

제1중수골(第1中手骨)

합곡(合谷)

제2중수골(第2中手骨)

(총)지신근(건) (總)指伸筋(腱)

배측골간근(背側骨間筋)

합곡(合谷)

해계
(解谿)

족양명위경
足陽明胃經

鍼法:5~15mm 直刺

位置	발등의 바깥 복사뼈 정점의 높이에서 엄지발가락 신근건(장모지신근건)의 바깥쪽에 있다.

主治	족관절통 건초염 족관절염좌

取穴法	누운 자세로 취혈. 족관절을 굽히면 발등의 장모지신근건상에 높게 융기한 근(건)이 있다. 바깥 복사뼈의 높이에서, 장모지신근건의 새끼발가락에 해계를 취혈한다.

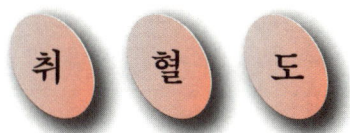

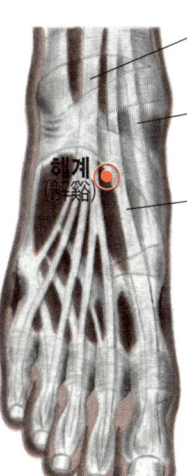

비골(腓骨) — 경골(脛骨)
외과정점(外果頂点) — 내과(內果)
거골(距骨)
해계(解谿) — 주상골(舟狀骨)

장지신근-건(長指伸筋-腱)
전경골근-건(前脛骨筋-腱)
해계(解谿)
장모지신근-건(長母指伸筋-腱)

현종 (懸鍾)

족소양담경
足少陽膽經

鍼法:20~30mm 直刺

| 位置 | 비골두상연(윗쪽)과 외과정점(바깥복사뼈 정점)의 사이에서 외과정점으로부터 1/5에 있다. |

| 主治 | 목뼈근함
족관절통
고혈압증 |

| 取穴法 | 누운 자세로 취혈.
하퇴부의 바깥끝을 손가락 안쪽으로 스치면서 윗쪽으로 가면 무릎의 관절열극에 이르기 전에 둥글고 작은 2cm정도 크기의 뼈가 느껴진다. 이것이 비골두이다.
비골두상연과 외과정점의 사이를 5등분하고 외과정점에서 1/5되는 곳에 현종을 취혈한다. |

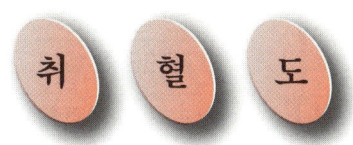

취혈도

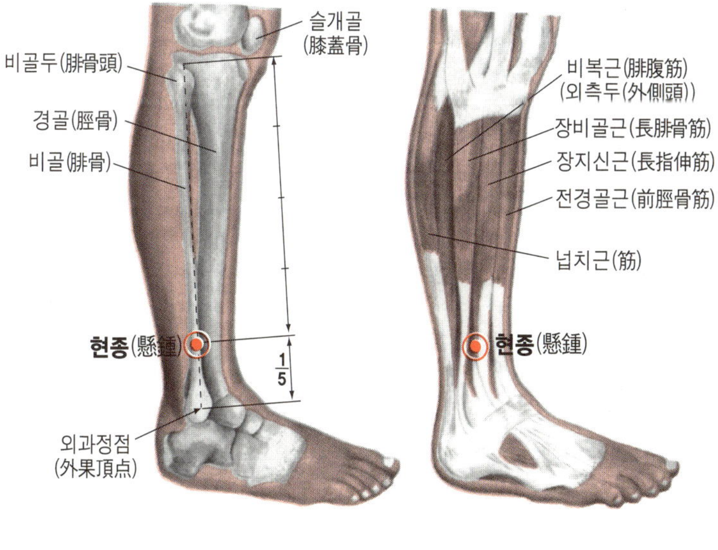

- 슬개골(膝蓋骨)
- 비골두(腓骨頭)
- 경골(脛骨)
- 비골(腓骨)
- **현종(懸鍾)**
- 외과정점(外果頂点)
- $\frac{1}{5}$

- 비복근(腓腹筋) (외측두(外側頭))
- 장비골근(長腓骨筋)
- 장지신근(長指伸筋)
- 전경골근(前脛骨筋)
- 넙치근(筋)
- **현종(懸鍾)**

협거 (頰車)

족양명위경
足陽明胃經

鍼法:10mm 直刺, 안면신경마비 지창쪽 40~60mm 橫刺

位置	아래턱 모서리의 앞 상방 1cm에 있다.

主治	안면신경마비 하치통 삼차신경통

取穴法	앉은 자세로 취혈. 턱의 뒷쪽아래에 접촉하는 하악골을 중심으로, 하악지의 뒷쪽과 하악저의 앞 아랫쪽의 2등분 선상에서 하악각으로부터 앞 상방 1cm의 움푹 패인곳에 협거를 취혈한다.

취혈도

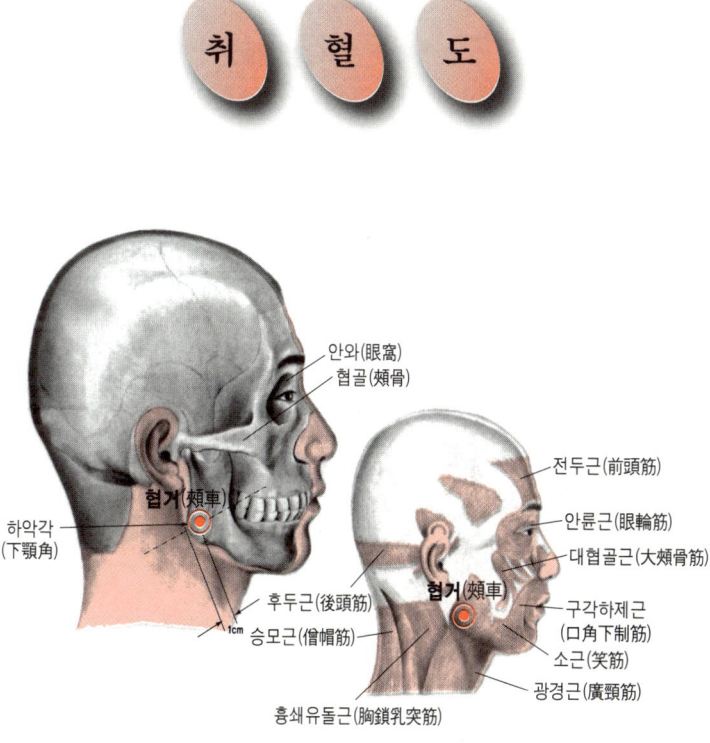

환조
(環跳)

족소양담경
足少陽膽經

鍼法: 좌골신경통 20~70mm외 생식기쪽 直刺

| 位置 | 대퇴골 대전자의 정점으로부터 상방 2cm에 있다. |

| 主治 | 좌골신경통
고관절통
요통 |

| 取穴法 | 옆으로 누운 자세로 취혈.
대퇴측부를 밑에서 부터 상방으로 더듬어가면, 고관절의 바깥쪽에 돌출된 커다란 둥근뼈를 느낀다. 이 대전자의 상방으로부터 2cm 상방에 환조를 취혈한다. |

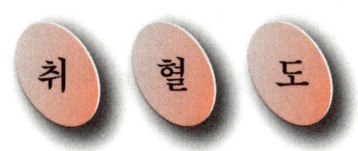

취 혈 도

正中線
광배근(廣背筋)
흉요근막(胸腰筋膜)
외복사근(外腹斜筋)
중둔근(中臀筋)
대둔근(大臀筋)
환조(環跳)
장골(腸骨)
2cm
대전자(大轉子)
대퇴골(大腿骨)

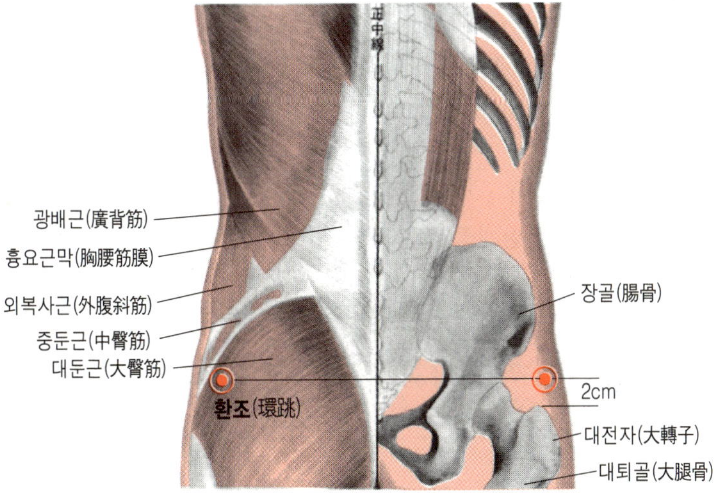

황문
(肓門)

족태양방광경
足太陽膀胱經

鍼法:20~30mm 直刺

位置	배외선상에서 제1, 2요추극돌기 사이의 높이에 있다. (배외선이라는 것은 견갑골의 안쪽을 지나는 수직선)

主治	위통 복통

取穴法	엎드린 자세로 취혈. 좌우 장골릉의 가장 높은 부위를 연결한 선을 야코비선이라 하고, 이 선은 거의 제4요추극돌기 상을 통과한다. 요추는 성인의 경우 약 3cm의 높이를 갖고 있으므로 착오가 없도록 세어 (제1요추의 위가 제12흉추) 제2, 제1요추극돌기 사이의 높이에서, 배외선상에 황문을 취혈한다.

ㅎ

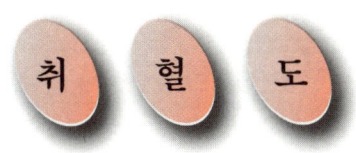
취혈도

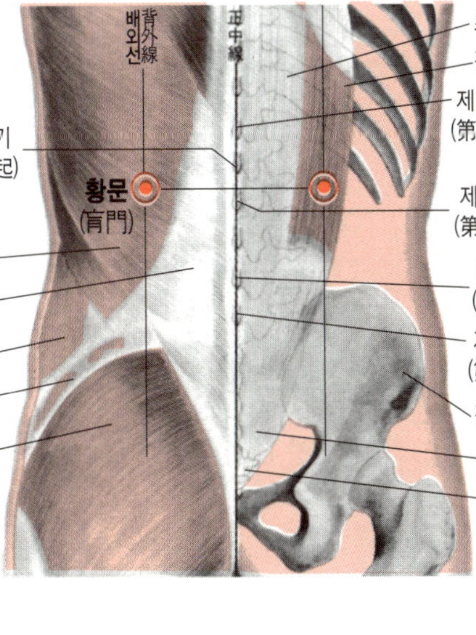

배외선(背外線) 정중선(正中線)

- 최장근(最長筋)
- 장늑근(腸肋筋)
- 제12흉추극돌기(第12胸椎棘突起)
- 제1요추극돌기(第1腰椎棘突起)
- **황문(肓門)**
- 광배근(廣背筋)
- 흉요근막(胸腰筋膜)
- 외복사근(外腹斜筋)
- 중둔근(中臀筋)
- 대둔근(大臀筋)
- 제2요추극돌기(第2腰椎棘突起)
- 제4요추극돌기(第4腰椎棘突起)
- 제5요추극돌기(第5腰椎棘突起)
- 장골(腸骨)
- 선골(仙骨)
- 미골(尾骨)

235

회음
(會陰)

임맥
任脈

鍼法:20~30mm 直刺

位置	회음건 중심의 뒷쪽에 있다.

主治	치질 음통

取穴法	회음은 양대퇴부에 끼워진 몸줄기(체간)의 하부에서 좌우의 좌골결절의 앞을 통한 관상선에서 전후로 구분된다. 전방을 요생식삼각이라 하고, 후방을 항문삼각이라 한다. 이 경계선의 중앙은 손으로 누르면 딱딱하게 느껴지며 이것을 회음건중심이라 하고, 여성이 남성보다 잘 발달돼 있다. 이 회음건 중심의 뒷쪽에 회음을 취혈한다.

취혈도

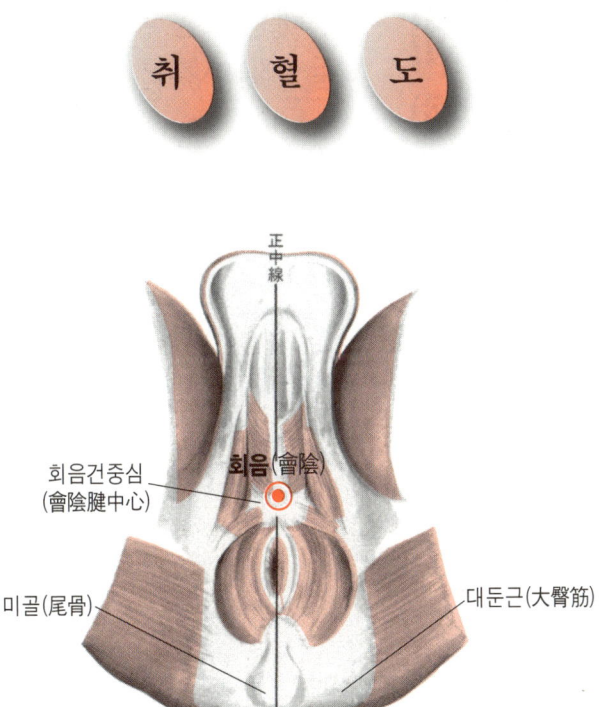

正中線

회음건중심(會陰腱中心) — **회음(會陰)**

미골(尾骨)

대둔근(大臀筋)

후계 (後 谿)

수태양소장경
手太陽小腸經

鍼法:10~40mm밖→전내방 直刺, 손마비 전곡으로 透刺

位置	손등에서 제5중수골두 윗쪽의 소지측에 있다.

主治	고열 유행성 감기

取穴法	5번째 손가락(소지)을 펼친 상태에서 취혈. 제5중수골의 손등 내연을 따라서 아래방향(손가락 앞쪽방향)으로 향해서 문질러 가면 제5중수지절관절(MP관절)부에서 중수골이 융기하고 있는 뼈머리 부분에 닿는다. 이 뼈머리 부분 상연에서 척측(소지측)의 손바닥과 손등면의 피부의 경계에 후계를 취혈한다.

ㅎ

취혈도

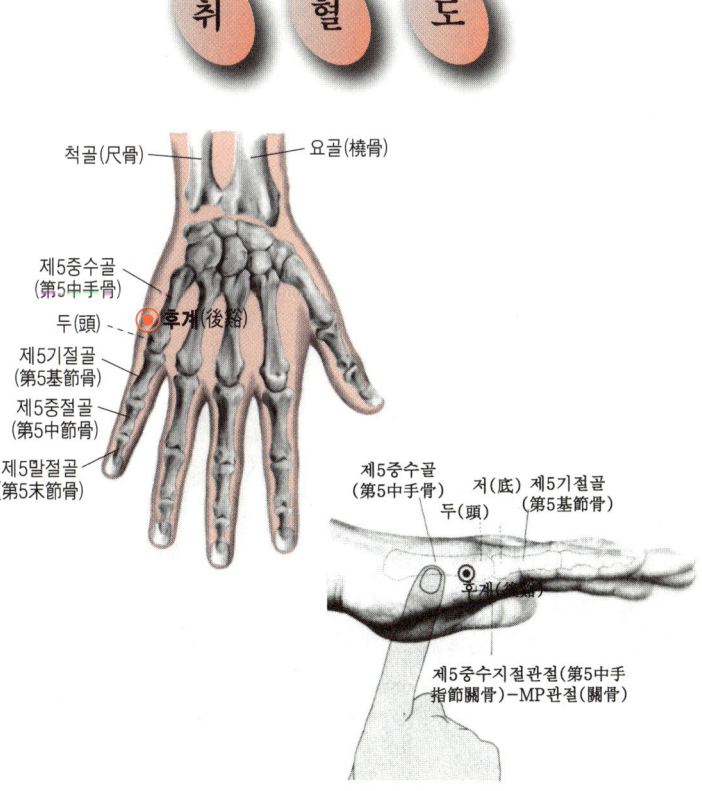

뜸 치료법

- 초판 1쇄 발행   2008. 8. 20.
- 초판 3쇄 발행   2010. 11. 15.

- 지은이   김두원 · 김승수
- 기획편집   씨에치케이

- 펴낸곳   아이템북스
- 주소   서울 마포구 서교동 444-15, 101호
- 등록   2001. 8. 7. 제2-3387호

※잘못된 책은 바꿔 드립니다.